L'Oreille

Hygiène – Maladies

& Traitement &

Par le Dr Max-Albert LEGRAND

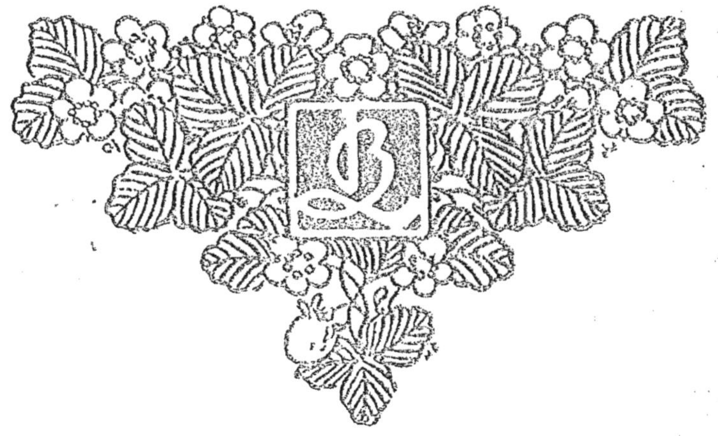

Bibliothèque Larousse

L'Oreille et la Surdité

NEUVIÈME MILLE

OUVRAGES DU MÊME AUTEUR

Au Pays des Canaques. — *La Nouvelle-Calédonie et ses habitants en 1890* (In-4°, Baudoin, Paris).

Hygiène des troupes européennes aux colonies et dans les expéditions coloniales (In-8°, Lavauzelle, Paris).

Maladies des marins et Épidémies nautiques (en collaboration avec F. Burot). (1 vol., Baudoin, Paris.)

Les Troupes coloniales :

    1° Statistique de la mortalité ;
    2° Causes de la mortalité ;
    3° Hygiène sous les tropiques ;

(en collab⁰ⁿ avec F. Burot). (3 vol., J.-B. Baillière, Paris.)

Thérapeutique du paludisme (en collaboration avec F. Burot). (1 vol. J.-B. Baillière, Paris.)

L'Estomac : Hygiène. Maladies. Traitement. (1 vol. Librairie Larousse.)

La Peau et la Chevelure : Hygiène. Maladies. Traitement (1 vol. Librairie Larousse.)

Mémoires sur la lèpre en Nouvelle-Calédonie, sur l'hépatite suppurée et l'abcès du foie, sur la prophylaxie du choléra, sur la prophylaxie des maladies vénériennes dans les milieux civils et militaires, sur l'eudiothérapie.

Notes sur la Cochinchine, le Japon, la Chine, la Corée, le Tonkin, l'Annam, le Cambodge, etc. (*Archives de médecine navale, Annales d'Hygiène publique*, Revues et journaux divers.)

L'Oreille et la Surdité

Hygiène. = Maladies
Traitement

Par le Dr Max-Albert LEGRAND

Médecin principal de la Marine, en retraite.

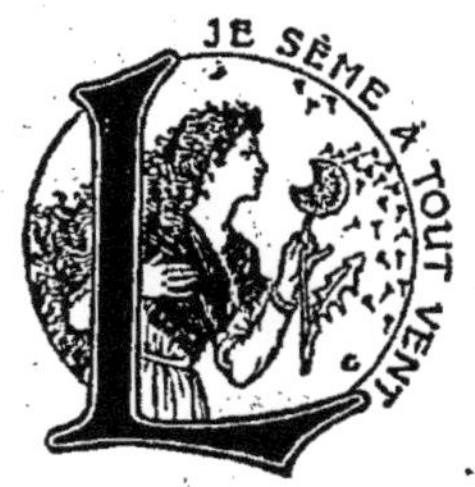

112 Gravures

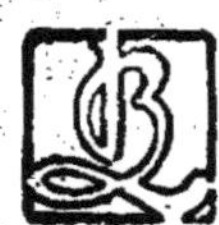

Bibliothèque Larousse

Paris — 13-17, rue Montparnasse

Préface

E ne connais pas de perplexité plus douloureuse que
celle dans laquelle se trouve placé le médecin
auriste, quand il est consulté pour un de ces
cas de surdité progressive, d'origine constitutionnelle,
affectant le plus souvent des sujets encore jeunes, de
l'un ou de l'autre sexe, en pleine activité vitale et
professionnelle, et contre lesquels il sait parfaitement,
en son for intérieur, que toute tentative thérapeutique
est vouée à la plus complète stérilité !

Il répugne à sa conscience d'imposer à ces malades
le dérangement et les frais d'un traitement, au sujet
duquel il ne saurait entretenir de grandes illusions, et
d'éveiller dans leur esprit un espoir destiné à être
bientôt déçu.

D'autre part, il ne tarde pas, après quelque
pratique, à apprendre que la vérité brutale est pour ces
malades insupportable à entendre, que la leur confirmer,
c'est ou bien les jeter dans le plus affreux désespoir, ou
les pousser vers les officines de charlatans sans scru-
pules, qui exploiteront indignement leur crédulité et,
disons le mot, *leur inlassable besoin d'illusions.*

Nous ne saurions donc laisser sans encourage-

ments les efforts généreux faits par notre confrère le
Dr Legrand pour atténuer les souffrances de ces malheureux, en leur facilitant les moyens de se grouper, de se
venir en aide les uns aux autres, et d'utiliser d'une façon
compensatrice, à la façon des aveugles, leurs autres
facultés demeurées intactes. C'est à leur intention qu'il
a écrit ce petit livre....

La lecture des bonnes feuilles que le Dr Legrand vient
de nous adresser de cet ouvrage (*L'Oreille, hygiène,
maladies et traitement*) nous a donné la conviction qu'en
l'écrivant il a bien mérité d'une catégorie de malades
les *sourds-parlants*, aussi nombreux que dignes de com-
passion, et dont on s'était vraiment trop désintéressé
jusqu'ici.

Ils y trouveront, en même temps qu'un soulagement
à leurs souffrances morales, de précieux conseils pour
empêcher les progrès de leur mal, et pour en atténuer
les inconvénients, notamment dans leurs rapports
sociaux.

Dr H. Luc.

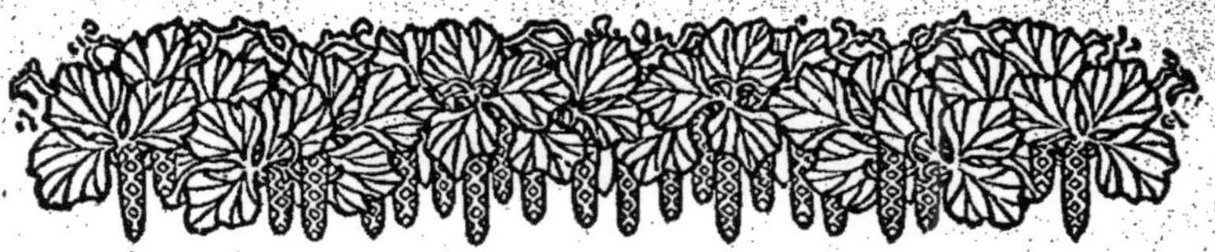

L'Oreille et la Surdité

BUT DE L'OUVRAGE

Sourds-muets. — Il y a en France près de 24 000 sourds-muets. Quelques-uns sont nés sourds ou le sont devenus peu après leur naissance. D'autres, beaucoup plus nombreux, furent sourds avant d'avoir connu le langage, ou d'avoir atteint cinq ou six ans. Ces derniers avaient bien appris à parler, mais ayant plus tard oublié ce qu'ils savaient, ils sont devenus muets à leur tour.

La surdi-mutité n'est donc, comme origine, en rien distincte de la surdité; un muet n'est muet que parce qu'il est sourd.

Sourds. — Dans les classes, on signale un enfant sur cinq comme n'ayant pas l'audition normale. A l'armée, on réforme ou on refuse chaque année 9 soldats sur 1 000, 2 500 sur 300 000 hommes, l'effectif d'un beau régiment, pour le même motif. Mêmes proportions dans la marine.

En outre, beaucoup de personnes deviennent sourdes à un âge plus avancé.

Il y a donc un nombre très élevé de sourds, de demi-sourds, ou de personnes simplement « dures d'oreilles », qui peuvent le devenir. *C'est par centaines de mille qu'il faut les compter*, et Gélineau parle même *d'un million* (1).

Infirmité évitable. — Est-ce là une infirmité inévitable pour les malheureux qui en sont atteints ? Nullement: sur 100 sourds, 90 le deviennent par suite d'affections étrangères aux oreilles, et sur ce nombre, de l'avis des auteurs les plus compétents, 70 % auraient échappé à la surdité s'ils s'étaient fait soigner à temps le nez, la gorge et les oreilles. On trouvera plus loin des chiffres probants.

Ce qu'on ne sait pas. — Malheureusement, le public ignore ces faits. On ne soigne pas, ou on soigne mal les organes en cause. Pour les oreilles surtout, si on les soigne, souvent tardivement, on s'adresse à tout le monde..... sauf à la seule personne qualifiée, l'*auriste**, le spécialiste qui s'occupe d'*oto-rhino-laryngologie* (*) ; et quand on le « découvre » il est trop tard !

« *Les auristes*, ont dit justement MM. Lermoyez et Boulay, *ne guérissent pas la surdité, pas plus que les pompiers n'éteignent les incendies vingt ans après.* »

Ce que le public ignore encore, c'est qu'un sourd confirmé n'est pourtant pas d'emblée un incurable, qu'il peut longtemps espérer, s'il veut se soigner rationnellement, et sait conserver quelques débris de sa « fortune ». C'est qu'enfin il ne deviendra jamais l'être insociable et inutile qu'on se figure, s'il sait « se retourner », réagir, apprendre les méthodes qui lui permettront de demeurer en relations avec ses semblables.

Guide populaire et pratique. — Le lecteur trouvera dans ce petit ouvrage, ce qu'il est indispensable de savoir à cet effet, et l'indication des meilleures sources où il pourra compléter ces renseignements.

---

(1) *Hygiène de l'oreille et des sourds* (Maloine, éditeur).

(*) Les mots marqués d'un astérisque sont expliqués à l'*Index* placé à la fin du volume.

De la sorte, l'auteur espère avoir atteint son double objectif : 1° donner aux sourds un guide pratique d'une réelle utilité; 2° renseigner le public sur la véritable nature et les causes de la surdité, en lui prouvant qu'elle n'est due, dans les trois quarts des cas, et plus peut-être, qu'à l'ignorance et à l'incurie des sourds et de leur entourage.

Le jour où ces notions auront enfin pénétré partout, le nombre des sourds et des sourds-muets diminuera rapidement de 50 %, en même temps que les conditions d'existence, au point de vue matériel et moral, deviendront pour eux infiniment plus supportables.

Peu à peu la surdité et la mutité deviendront des raretés, des curiosités pathologiques, quelque chose comme la *lèpre* et le *scorbut* en France.

Alors, comme le dit si bien Chavanne, « on en reparlera volontiers entre otologistes » (1).

(1) *Le Traitement de la surdité. Prophylaxie et Hygiène* (J.-B. Baillière, éditeur).

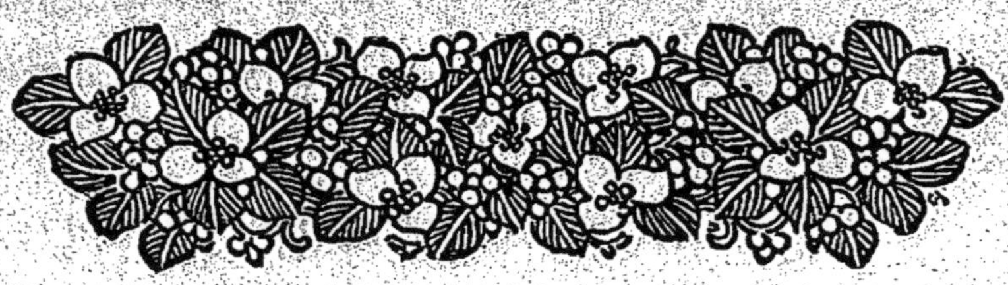

Première Section

ORGANE ET FONCTIONS

Ce qu'est l'oreille.

(ANATOMIE)

La surdité n'est pas une maladie : c'est une diminution plus ou moins complète de la faculté d'entendre, allant de 0 à.... Elle est le résultat d'une altération, ou d'un trouble des fonctions de l'oreille, qui est, comme chacun le sait, l'organe de l'*ouïe*.

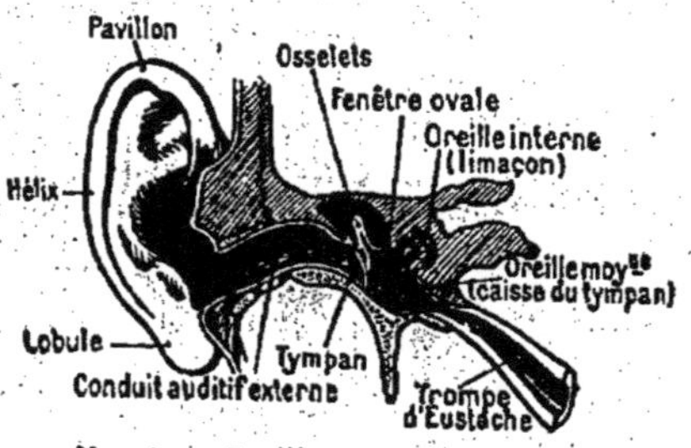

Fig. 1. — Oreille externe et coupe de l'oreille moyenne et de l'oreille interne.

L'oreille (fig. 1) peut être considérée dans son ensemble et dans sa forme la plus simple comme un tube contourné, dilaté et renflé en certaines de ses parties, allant de l'extérieur, *pavillon*, au gosier ou *pharynx* d'une part, et se trouvant, d'autre part, en communication, par sa portion interne ou intra-cranienne, avec le cerveau. On la divise en trois parties : externe, moyenne, interne.

Les trois parties de l'oreille. — a) L'oreille externe comprend : le *pavillon*, le *conduit auditif externe* ; elle se ter-

mine au *tympan*, membrane vibrante qui ferme en avant la
caisse de même nom.

b) L'oreille moyenne commence au tympan (fig. 2) ; elle
est formée : 1° par la *caisse du tym-
pan*, cavité irrégulière, remplie d'air
et traversée par les *osselets* (fig. 3),
dont la chaîne s'appuie d'un côté
sur le tympan, et de
l'autre sur le fond
de la caisse. Cette
chaîne met ainsi en
relations la mem-
brane vibrante qu'est
le tympan avec une
autre membrane vi-
brante, plus petite,
qui ferme la fenêtre ronde, une des deux portes de l'oreille
interne.(V. fig. 1) ;

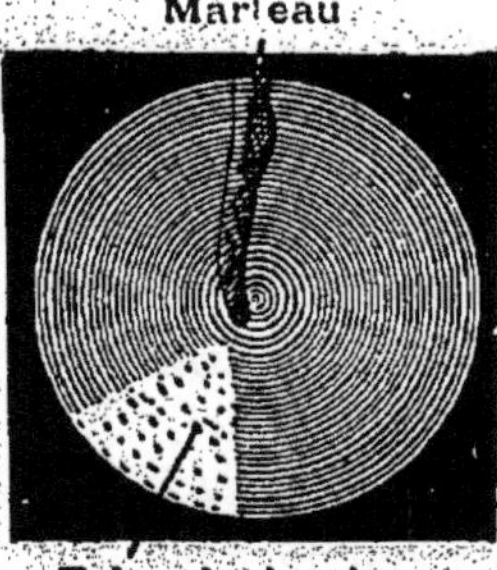

Fig. 2. — Le tympan
(considérablement agrandi).

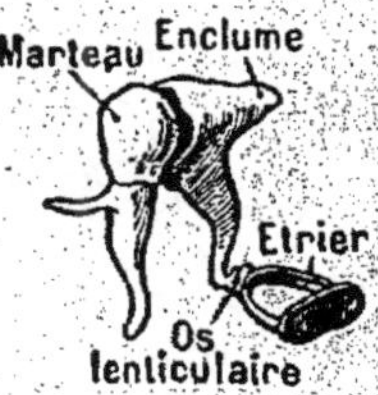

Fig. 3. — Osselets de
la caisse du tympan.

2° Par la *trompe d'Eus-
tache*, qui fait communiquer
l'arrière-gorge, le haut du
pharynx, avec la caisse du
tympan. (V. fig. 1.)

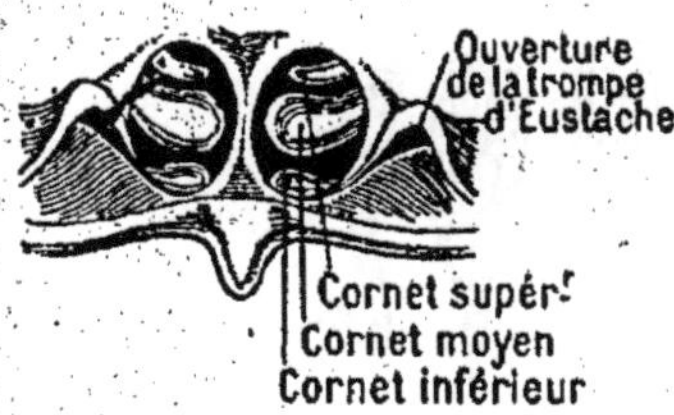

Fig. 4. — Les fosses nasales vues par
leur face postérieure, pour montrer
l'ouverture de la trompe d'Eustache.

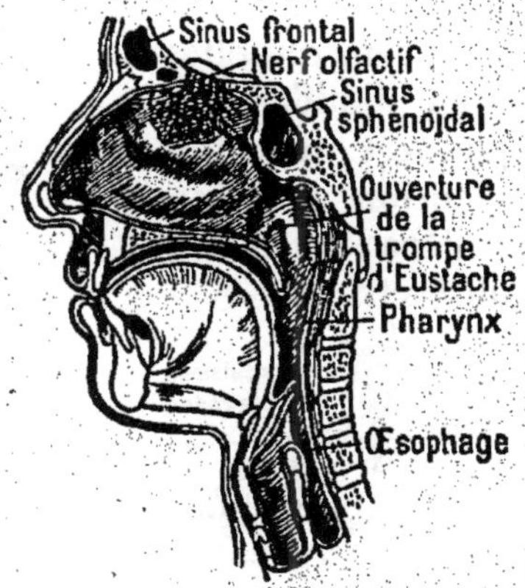

Fig. 5. — Fosses nasales et pharynx, sur
une coupe longitudinale; on y voit
l'ouverture de la trompe d'Eustache.

[La figure 4 donne l'aspect des fosses nasales vues par un
œil placé au fond et au haut du pharynx, et qui regarderait

droit devant lui. La figure 5 représente une coupe longitudinale des fosses nasales et du pharynx].

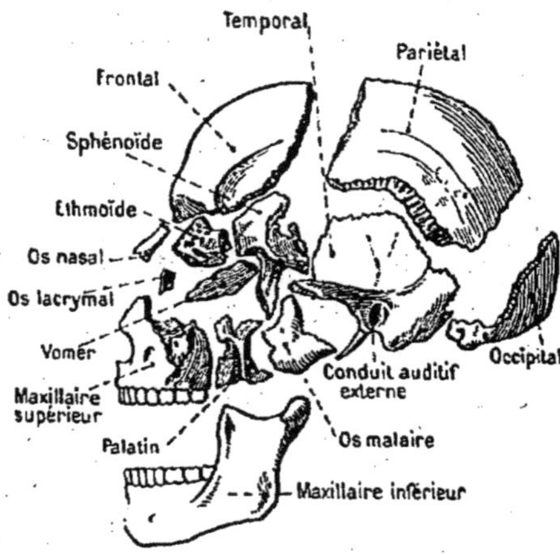

Fig. 6. — Crâne montrant la situation de l'os temporal, et entrée du conduit auditif externe.

c) L'oreille interne commence à la fenêtre ovale, au fond de la caisse. Elle est creusée dans la partie de l'os temporal appelé *rocher* (fig. 6) et s'y trouve complètement à l'abri.

Elle comprend trois parties : le *vestibule*, les *canaux semi-circulaires*, le *limaçon*. Ce sont des cavités disposées dans le rocher, et de la forme indiquée par la figure 7.

Elles sont remplies par un liquide dans lequel est tenu en suspension une fine poussière calcaire (*otolithes**).

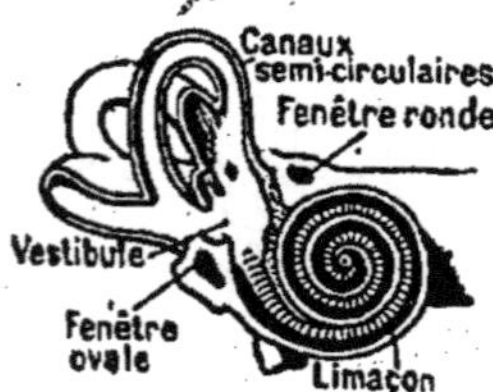

Fig. 7. — Oreille interne.

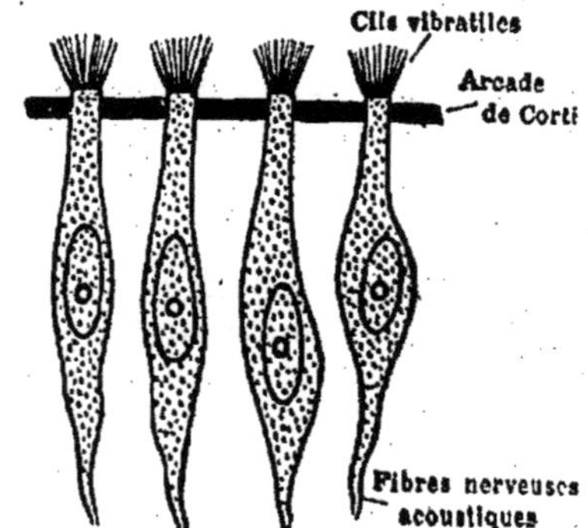

Fig. 8. — Terminaisons du nerf auditif dans l'oreille interne.

D'autre part, elles sont tapissées par une couche de cellules sensorielles, dont les cils baignent dans le liquide, et qui sont les dernières ramificatior du nerf auditif (fig. 8).

Enfin, le limaçon, divisé en deux parties par une rampe, présente une sorte de harpe, formée par les arcades de Corti, qui contiennent les cellules sensorielles dont il est plus haut question.

Ce que fait l'oreille.

(PHYSIOLOGIE)

Oreille externe. — Le pavillon de l'oreille recueille les sons, et les amène, par le conduit auditif externe, au tympan qui entre alors en vibration.

Oreille moyenne. — Mais, comme le manche du *marteau*, le premier os de la petite chaîne d'osselets est enclavé dans cette membrane (V. fig. 3); il est agité, vibre en même temps que le tympan, et transmet ainsi, par les autres os, cette vibration à la fenêtre ovale, contre laquelle s'appuie le quatrième os de la chaîne, l'*étrier*.

Ce n'est pas tout : à l'état normal, nous avons vu l'air remplir la caisse du tympan où il est amené par la trompe d'Eustache qui, en même temps, la débarrasse des mucosités qui pourraient s'y accumuler.

Or, cet air vibre aussi dans la caisse, et sa vibration se communique également à la fenêtre ovale et à la fenêtre ronde. Sa présence est indispensable dans l'oreille moyenne.

En effet, qu'arriverait-il s'il y faisait défaut ? C'est que le tympan, au lieu de subir la même pression de la part de l'air sur chacune de ses faces,

Ex. : $+ \mid +$, serait refoulé du côté où la pression serait moindre,

Ex. : $+ \rangle -$, c'est-à-dire dans la caisse. Alors, il refoulerait à son tour la chaîne des petits osselets, qui vient

y prendre un point d'appui, en bombant à l'intérieur de la
caisse. La chaîne presserait davantage sur la fenêtre ovale.
En définitive, vibration de l'air, transmission des sons
seraient considérablement gênées. C'est ce qui arrive,
quand, la trompe d'Eustache étant bouchée, l'air ne peut
plus parvenir dans l'oreille moyenne.

Rôle du tympan. — Pour le public, le tympan joue souvent un rôle considérable. Volontiers, il passerait aux yeux
de beaucoup pour l'organe principal, indispensable de
l'audition; toute surdité, pour eux, proviendrait d'une rupture, ou d'une perforation du tympan.

Erreur capitale ! Le tympan est si peu indispensable,
qu'il y a des gens qui n'ont pas de tympan, et qui entendent, et qu'une multitude de personnes persistent à
entendre, relativement assez bien, avec une perforation du
tympan, *quand la chaîne des petits osselets est intacte.*

Il est même des cas où l'auriste perce le tympan, non
seulement pour vider l'oreille moyenne du pus qu'elle peut
contenir, mais pour permettre de mieux entendre, à une
personne dont le tympan est trop dur (V. page 55), et qui
n'entend plus du tout *parce qu'il est impossible à cette membrane de vibrer.*

Toutefois, c'est aller trop loin de prétendre que le
tympan est inutile. On entend toujours bien mieux avec
un tympan intact; ceux qui se font placer un tympan artificiel, en cas de perforation, en savent quelque chose.

De plus, le tympan protège la caisse; il soutient les
osselets. Il met à l'abri des injures de l'air et des violences
extérieures des organes délicats, et une muqueuse sensible
par excellence; il les préserve bien souvent de l'inflammation. Le tympan n'est donc pas inutile; comme toutes
choses dans notre organisme, croirait-on qu'il puisse exister sans avoir sa raison d'être ?

Oreille interne. — Mais reprenons la vibration des sons

parvenus aux fenêtres ovale et ronde, portes d'entrée de l'oreille interne.

Comme celle-ci est remplie de liquide, ce liquide entre à son tour en mouvement; il vient ainsi frapper les cils vibratiles des cellules appartenant aux arcades de Corti (V. fig. 8), terminaisons du nerf auditif. Ainsi les moindres sons, comme les plus violents, parviennent au nerf parfaitement informé, qui à son tour va les transmettre aux centres auditifs contenus dans le cerveau. C'est dans le cerveau que se fera la transformation du son perçu, la « traduction », en quelque sorte, de l'impression, en une sensation particulière, dont la cellule cérébrale a conscience, qu'elle sait également interpréter, et qui constitue le phénomène de l'audition.

Perception par les os du crâne. — Chacun sait qu'on entend relativement assez bien les oreilles bouchées (la voix haute à 0^m50) C'est que les sons non seulement se transmettent par le canal auditif et le tympan, mais gagnent directement l'oreille interne, par les os du crâne. En plaçant sur le crâne une montre, un diapason, on en fait facilement l'expérience.

Rôle des cellules mastoïdiennes. — Il y a encore quelques accessoires dans l'oreille : les *cellules mastoïdiennes* creusées dans la partie de l'os temporal, qui fait saillie en bas, et qu'on nomme *apophyse mastoïde* * (V. fig. 6). C'est la saillie que l'on sent derrière le pavillon quand on porte le doigt un peu en arrière et au-dessus du lobule. Ces cellules serviraient de résonateurs (caisses de violon), disent les uns; d'autres ne pensent pas qu'elles renforcent le son, mais qu'elles l'atténuent…. En somme, leur rôle secondaire ne paraîtrait pas bien établi. Nous avons tenu pourtant à les mentionner, car le pus, quand il s'accumule dans l'oreille moyenne, peut fort bien fuser dans les cellules, pour enflammer alors l'apophyse mastoïde, qu'on peut être appelé à *trépaner*.

Rôle des différentes parties de l'oreille interne. — Pourquoi l'oreille interne est-elle aussi compliquée ? En fait, *a priori*, il semble qu'un simple sac suffirait, pour qu'elle puisse remplir son rôle. Tous les animaux qui entendent ont un *vestibule;* c'est la partie essentielle, et dont on connaît le mieux les fonctions. Quant aux *canaux semi-circulaires*, ils président au sens de l'équilibre, et donneraient la notion de l'espace. Ce qui est incontestable, c'est que les personnes atteintes de lésions de l'oreille interne ont parfois beaucoup de mal à garder leur équilibre, qu'elles sont souvent entraînées à droite ou à gauche. Elles en arrivent même à marcher avec difficulté et droit, surtout le soir, sur un sol peu uni. Le *labyrinthe* jouerait un rôle dans la distinction des sons.

Ce simple exposé, qu'il a été nécessaire de raccourcir pour les personnes n'ayant pas de connaissances anatomiques suffisantes, permet néanmoins de comprendre à quel point l'oreille est un organe à la fois délicat et compliqué.

Délicat, il n'est en cela surpassé que par l'œil ; et certainement que sous le rapport de la complication il le dépasse à son tour.

Mécanisme de la surdité. — En effet, pour que l'audition *normale* se produise, il sera nécessaire que les sons arrivent *normalement* et en quantité suffisante au cerveau. Aussi faudra-t-il :

1° Que le conduit auditif soit libre, et le pavillon bien disposé ;

2° Que le tympan vibre bien, et soit intact ;

3° Que la chaîne des osselets soit entière, et bien mobile ;

4° Que la caisse du tympan soit remplie d'air, et pour cela que la trompe d'Eustache soit perméable ;

5° Que l'oreille interne, les terminaisons du nerf auditif se trouvent dans un état d'intégrité parfaite ;

6° Que les centres auditifs du cerveau fonctionnent également bien, et que les os du crâne soient eux aussi bons conducteurs des sons.

Portée d'une oreille normale. — Pour bien entendre, l'oreille doit percevoir la voix chuchotée à une distance de 20 mètres environ, dans un appartement donnant sur une rue. (Baratoux.)

L'épreuve de la montre qu'on doit entendre à 1ᵐ50 est moins démonstrative, parce qu'il y a montre et montre, tic tac et tic tac. On peut néanmoins, par ce moyen, examiner des ouïes différentes pour les comparer à une qu'on sait être normale. Une oreille normale percevant un tic tac à 1 mètre, celle qui ne le perçoit qu'à 0ᵐ75 centimètres ou à 0ᵐ50 aura une acutité inférieure d'un quart ou de moitié.

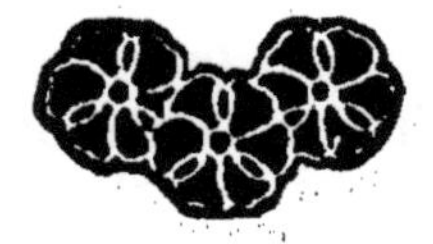

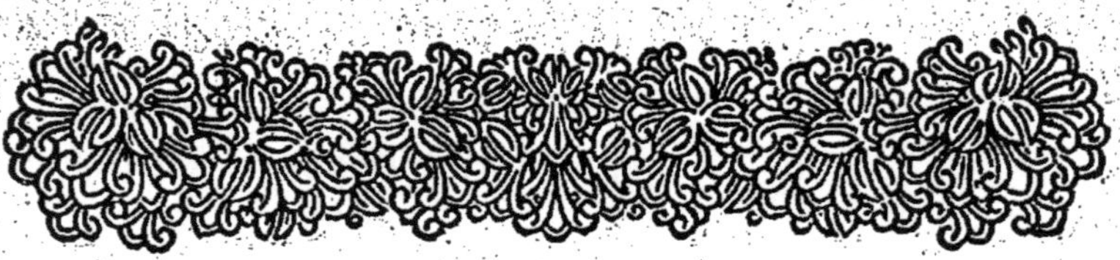

Deuxième Section

D'OU PROVIENT LA SURDITÉ

HYGIÈNE PRÉVENTIVE

Statistique de Bell. — Les excellents travaux du « Census » (recensement) américain sur la statistique de 1900, laquelle a porté sur 89 millions d'habitants, donnent des notions exactes et précises sur la surdité, ses causes, et le nombre des sourds.

Le volume qui leur est consacré a été publié, en 1906, par le savant spécialiste S. Bell. Il permet de constater : 1° qu'il existe aux États-Unis 89 287 sourds des deux sexes, dont 21 309 sourds-muets (notons de suite, qu'en proportion, ce dernier chiffre est bien moins considérable qu'en France, 24 000 pour 38 millions); 2° qu'il est en diminution de moitié sur celui donné par le recensement de 1890. (En 1900, 321 sourds-muets par million; en 1890, 628.)

Cela vient de ce qu'en 1900 on a classé parmi les simples sourds des sourds-muets qui, grâce aux progrès extraordinaires de la méthode orale aux États-Unis, avaient appris à parler. (V. Quatrième section, p. 96.)

Au point de vue du *sexe*, le sexe fort est légèrement défavorisé : 46 915 hommes, 42 372 femmes.

L'*âge* auquel est survenue la surdité permet les constatations suivantes :

```
Sourds de naissance....................  14 471
   —   de  0 à  5 ans..................  17 932
   —   de  5 à 10  —   .................   7 018
   —   de 10 à 15  —   .................   4 461
   —   de 15 à 20  —   .................   4 001
Au-dessus de 20 ans....................  33 641
Age indéterminé........................   7 697
                                          ──────
                                          89 287
```

Comme *causes* de la surdité, enfin, nous trouvons, sur 47 967 cas où elles ont pu être nettement établies et localisées :

```
      871 cas par lésions de l'oreille externe.
   12 295  —         —         —    interne.
   34 861  —         —         —    moyenne.
         (dont 17 553 avec suppuration).
```

31 205 autres cas, dont on n'a pu localiser la lésion, avaient pour cause :

```
L'origine congénitale..................  14 472
La vieillesse..........................   3 841
Le service militaire...................   3 242
Les chutes, coups......................   2 243
Les maladies (?).......................   2 143
Les fièvres (?)........................   1 436
L'hérédité.............................     909
Autres causes diverses.................   3 399
                                          ──────
                                          31 205
```

Enfin 10 115 cas ont eu une origine impossible à élucider.

Ces chiffres nous fournissent d'excellentes bases ; nous aurons à les compléter plus loin.

Divisions du sujet. — En pratique, une surdité n'est pas toujours la conséquence d'une affection de telle ou telle partie de l'oreille. La même cause peut atteindre simultanément ou successivement l'oreille moyenne et l'oreille externe; une *otite** interne peut se compliquer d'otite moyenne, ou réciproquement.

Pour faciliter l'étude des causes de la surdité à tous ses degrés, examinons-les donc, non plus dans l'ordre anatomique, mais d'après leur nature.

Voyons quelles sont ses causes *extrinsèques*, extérieures au sujet, et *intrinsèques*, celles qu'il porte en lui, qui se sont développées dans son propre organisme.

Causes extrinsèques de la surdité.

1° Causes atmosphériques.

Le froid. — Des petits enfants sont devenus subitement sourds ou presque, dit-on, à leur naissance, parce qu'on les aurait laissés se refroidir. (Chavanne.)

Bien que rien ne prouve qu'ils ne l'étaient pas en naissant, par prudence, ne jamais perdre une minute, avant de les envelopper, pour ne pas risquer de faire un sourd-muet.

Le froid est-il dangereux pour le tympan, pour l'oreille profonde? Il n'y paraît guère, si l'oreille est saine; la nature a pensé à tout. Donc inutile de protéger le conduit avec du coton d'une façon constante, comme on le fait trop souvent; ce n'est pas toujours sans inconvénients. (V. p. 24.)

Il n'en serait plus de même, par très grands froids, dans une expédition polaire, par exemple. Mais, en pareil cas, le plus à protéger de la congélation semble être encore le pavillon.

Protéger aussi du froid, pavillon et conduit d'une oreille sensible, douloureuse, surtout l'oreille dont le tympan serait perforé. Ici, c'est indispensable. (Voir page 55.)

Refroidissements. — La statistique de Bell les fait figurer 3074 fois, comme cause d'otites aiguës ou chro-

niques (écoulements d'oreilles), de *myringites* (inflammations du tympan) suivies ou non de perforations, d'inflammations de la caisse et de suppurations ayant déterminé
la surdité.

D'ailleurs, le refroidissement peut agir encore de façon
secondaire, en amenant le *coryza* (rhume de cerveau), les maux
de gorge qui, plus tard, pourront se propager aux oreilles.

Ce sont là toutes causes banales : froid aux pieds, courants d'air, qu'il ne faut pas perdre de vue surtout chez les
enfants.

Donc, ne pas négliger de leur faire couvrir la tête hors
des habitations, et même les oreilles l'hiver (casquettes à
oreillettes), car elles sont particulièrement sensibles
dans le jeune âge. Miot et Baratoux sont partisans des che-
velures longues chez eux, jusqu'à l'âge de 12 ans, comme
protection de la gorge, des oreilles et du nez.

On doit constater pourtant que la chevelure longue ne
met guère les femmes à l'abri de la surdité. S'il y a chez
elles un peu moins de cas que chez les hommes, c'est
qu'elles échappent plus à une foule d'influences extérieures,
de par leur genre de vie, leurs professions. Toutes conditions égales, dans les deux sexes, il est plus que probable
qu'il n'y a entre eux aucune différence sous ce rapport.

Il y a eu d'ailleurs un nombre considérable de sourds à
toutes les époques, même parmi les personnes portant per-
ruque : Ronsard devenu sourd à l'âge de 18 ans, du Bellay
son ami, Boileau, Jean-Jacques Rousseau, etc., pour ne
citer que les plus célèbres (1).

L'humidité. — L'oreille n'aime pas l'humidité; elle aime
encore moins l'eau froide, et redoute plus encore l'eau
de mer.

Donc, dans une oreille *saine*, ne jamais laisser pénétrer
d'eau, ce qui ne veut pas dire de ne pas les nettoyer, bien

____

(1) Gélineau, *loc. cit.*

au contraire. S'il est entré dans le conduit un peu de liquide, bien le sécher avec un peu d'ouate *hydrophile**, qui l'absorbe, pencher la tête de côté pour l'évacuer.

Pour les mêmes raisons, aux bains froids, de mer, de rivière, boucher les oreilles avec un peu d'ouate, jamais hydrophile par exemple, mais ordinaire, qu'on peut même imbiber d'un peu d'huile de vaseline, d'un corps gras et propre quelconque, pour la rendre imperméable. Ne pas trop l'enfoncer.

Est-ce aux vents violents ou à l'humidité du climat marin qu'il faut attribuer le plus grand nombre de maladies d'oreilles, et consécutivement de cas de surdité, chez les marins que chez les terriens ? Nous nous garderons bien de répondre. Sans doute, il y a beaucoup de marins qui deviennent plus ou moins sourds à différents âges ; encore faudrait-il établir qu'ils sont réellement plus nombreux que ceux qui n'ont jamais quitté, ou peu s'en faut, le « plancher des vaches ».

La chaleur. — La chaleur joue-t-elle un rôle dans la production de certaines surdités ? Nul doute. Nous en connaissons de très près, à qui une exposition imprudente et prolongée à un soleil trop ardent a été grandement funeste sous ce rapport.

2° Causes mécaniques

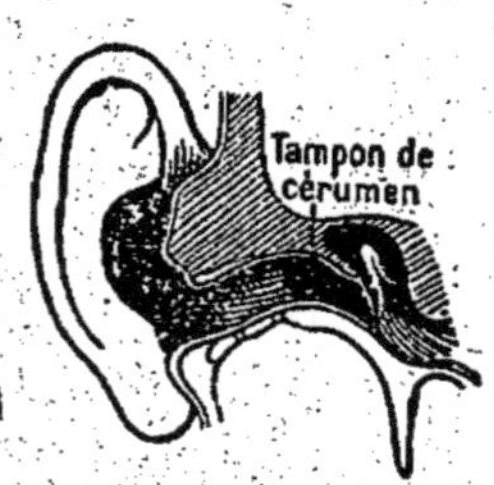

Fig. 9. — Obstruction du canal auditif par un bouchon de cérumen.

Bouchons de cérumen. — A l'état normal, le conduit auditif sécrète une matière jaunâtre cireuse, le *cérumen* (fig. 9), qui humecte suffisamment le conduit pour arrêter les poussières, les insectes, etc.

Quand le cérumen est trop abondant, faute de soins convenables, ou parce qu'il est sécrété en trop grande quantité à la fois, il peut arriver un moment où il bouchera plus ou moins complètement l'oreille. Tout d'un coup, parfois subitement, on deviendra sourd d'un côté au moment où l'occlusion du conduit est absolue.

Il peut se produire de pareilles accumulations de débris d'épiderme, après un *eczéma** du conduit, par exemple.

Pour éviter la formation des bouchons de cérumen, il faut d'abord : 1° se nettoyer les oreilles ; 2° ne pas refouler le cérumen, comme le font certaines personnes, à l'aide du petit écouvillon terminé par une éponge appelé *lave-oreille* (fig. 10). Les otologistes* le condamnent avec raison.

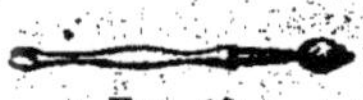

Fig. 10.
Lave-oreille.

Pour bien nettoyer les oreilles, il ne faut pas *refouler*, mais *ramener* ce qu'elles peuvent contenir; glisser bien doucement la curette d'os ou une allumette le long des parois, faire basculer, et racler légèrement.

En un mot, c'est à une extraction qu'il faut procéder. Tenir la curette bien propre ; la recouvrir d'un linge fin trempé dans un peu d'eau de Cologne si l'on veut.

Si, en dépit de ces soins, les bouchons avaient tendance à se produire, il faudrait procéder de temps à autre à un lavage à l'eau *tiède*, tous les mois, par exemple.

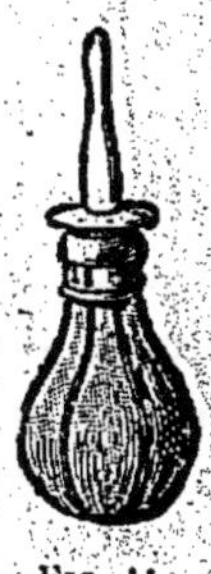

Une petite seringue ou même une poire à injection (fig. 11), dont la canule est garnie à son extrémité d'un tube de caoutchouc mou (surtout si on opère soi-même), est très suffisante. Utiliser de l'eau bouillie ou

Fig. 11.
Poire à injection.

boriquée; ne pas pousser l'injection avec une trop grande violence.

Chez le nouveau-né, il faut nettoyer l'oreille toutes les semaines, de la même façon, et bien se garder d'employer l'huile, le lait de la nourrice qu'on fait pisser dans l'oreille. Ces corps en se décomposant peuvent être l'origine d'otites; ils sont dangereux

Les bouchons de cérumen sont mous ou durs, parfois très durs, difficiles à apercevoir, encore plus à extraire sans *voir*, et pour quiconque n'a pas l'habitude de cette extraction. S'ils pressent le tympan, ils peuvent produire des vertiges, des nausées, et, comme les sons arrivent mal à l'oreille, faire croire à une grave maladie qui n'existe pas. Ils irritent le conduit et, de cette façon, pourront amener plus tard des désordres permanents. Parfois, après avoir injecté tous les matins un peu d'eau de savon tiède, on ramollit suffisamment le bouchon pour qu'une injection assez forte le fasse sortir. Si on ne réussit pas, mieux vaut de suite aller se montrer au médecin.

Corps étrangers. — Les corps étrangers (des haricots, des grains de blé, de plomb, des boutons, des boulettes de papier, des bouts de crayon, des cailloux, des noyaux de cerise, etc.), que les enfants s'introduisent dans les oreilles en jouant, des bouchons de ouate, des gousses d'ail chez les grandes personnes, parfois des insectes qui se sont glissés dans le conduit, des larves qui s'y sont développées...

Il est rare que ces corps obstruent complètement le conduit, même chez l'enfant ; leur présence peut demeurer ignorée. On s'en apercevra parce que le cérumen les entourera bientôt, formant bouchon dont ils seront le noyau, alors seulement la surdité se produira.

Il y a des cas pourtant où leur présence est intolérable : insecte, irritation ou lésion du tympan.

Donc ne jamais rien introduire dans les oreilles, pas même de la ouate, qu'on y oublie. Empêcher les enfants d'en faire autant, *en ne le faisant jamais devant eux,* si on y est obligé. Dans ce dernier cas, enlever la ouate tous les soirs, pour la remplacer par d'autre ; c'est le meilleur moyen d'éviter l'accumulation.

Deuxième indication : sitôt qu'on a constaté la présence d'un corps étranger, le faire extraire. Comment ?

Danger des corps étrangers. — C'est ici que le danger commence.

S'il est imprudent en effet, nous l'avons dit, de laisser un corps étranger dans l'oreille, y fût-il longtemps inoffensif, ce qui est en plus dangereux c'est de vouloir l'enlever sans *voir* et sans *savoir*. La personne qui veut opérer sur elle-même ne fait que l'enfoncer davantage; souvent elle se blesse.

Quant à ceux qui se chargent de l'opération, à moins qu'il ne s'agisse d'un corps bien visible, petit, qu'il n'y ait pour ainsi dire qu'à cueillir, à l'entrée du conduit, qu'à laisser tomber, en faisant coucher le malade sur le côté, après lui avoir placé quelques gouttes d'huile dans l'oreille, ou après y avoir poussé une forte injection d'eau tiède, qui fera refluer le corps et l'entraînera... à moins de ces cas bien précis, répétons-nous, *s'abstenir absolument de toute manœuvre.*

Jamais de crochets, de pinces, jamais d'extracteurs. On a de la sorte vu survenir les accidents les plus terribles : des tympans perforés, des osselets arrachés par des mains inexpertes... Des *méningites* sont survenues, qui ont emporté le malade... tout cela parfois pour un grain de plomb qu'un maladroit a tenté d'aller extraire à l'aventure, et à l'aveuglette! Il n'a rien extrait du tout, mais il a tué sa victime, ou tout au moins l'a privée pour toute sa vie de la faculté d'entendre. En pareil cas, ne jamais hésiter; conduire le sujet à l'auriste, ou à défaut au médecin, l'intervention du spécialiste n'étant nécessaire que pour les cas difficiles.

Grattage du conduit. — C'est une très mauvaise habitude de gratter le conduit de l'oreille avec des corps durs ou rugueux: plumes, curettes en os, épingles. Outre qu'on peut blesser le tympan, c'est le meilleur moyen de provoquer l'apparition d'otites externes, qui pourront gagner la caisse et compromettre ainsi gravement l'audition. Parfois des furoncles, toujours si douloureux en cet endroit, n'ont pas eu non plus d'autres causes.

Coups, violences sur les oreilles. — Un coup porté, une gifle, la chute à l'eau la tête inclinée sont très dangereux pour l'avenir d'une oreille. Toutes ces violences refoulent de l'air dans le conduit et peuvent briser le tympan. Ce sont des accidents de ce genre, bien que survenus plus lentement, qu'on observe chez les ouvriers travaillant dans l'air comprimé.

De même ces baisers stupides et bruyants appliqués sur l'oreille. Ici c'est l'aspiration brusque du tympan qui peut amener la rupture.

De même encore les oreilles qu'on tire avec violence. Sans compter les pavillons décollés, que d'hémorragies*, d'inflammations du conduit, de la caisse, de troubles de l'oreille interne, qui n'ont pas eu d'autre origine ! Enfin, les chutes et les chocs sont parfois suivis de surdité : 2243 cas dans la statistique de Bell.

Bruits. — Les bruits violents agissent sur l'oreille comme les coups, surtout chez les personnes délicates, chez les petits enfants par exemple.

Empêchez donc toujours les nourrices de « hurler » stupidement dans le conduit auditif des enfants confiés à leurs soins, et de les mener trop tôt au milieu du bruit : foires, concerts, etc.

L'artilleur, de son côté, l'artificier, tous ceux qui se trouvent exposés à percevoir de près des bruits violents, feront bien d'ouvrir la bouche, et de se placer dans le conduit un nuage d'ouate. C'est encore le moyen le plus pratique ; les jours de tir et de combat, à bord des navires, les marins canonniers ne l'oublient pas, pas plus que le reste de l'équipage d'ailleurs.

Quant aux bruits continus de l'usine, de la forge, des

grands ateliers, au sifflet strident des machines à vapeur, déterminent-ils à la longue la surdité ? Sans doute, ils ne rompent pas le tympan ; mais un fait certain, c'est qu'ils finissent par émousser la sensibilité auditive. Aussi un grand nombre de charpentiers, de forgerons, etc., deviennent-ils durs d'oreille.

Et avec eux les musiciens, surtout les violoncellistes, les violonistes, dont beaucoup finissent par avoir l'oreille très paresseuse, « pour avoir trop perçu de sons », quand l'artiste surtout a l'habitude de pencher trop la tête sur l'instrument (Gélineau).

Maladie des téléphones. — Le surmenage de l'attention auditive, l'énervement, le choc sonore du signal joints à la prédisposition évidente chez beaucoup de jeunes filles anémiées, débilitées, font que chez elles l'ouïe peut se trouver facilement lésée par un mécanisme identique à celui énoncé ci-dessus (1). C'est à cet état que Geilé a donné le nom de « maladie des téléphones », et c'est pour le prévenir que divers appareils protecteurs ont été imaginés.

Causes intrinsèques de la surdité.

1ᵉ Origine congénitale.

Bell signale, dans sa statistique, 14 472 cas de surdité congénitale.

On ne peut savoir quelle en était la cause. Les parents étaient-ils des syphilitiques, des alcooliques, des dégénérés, des déments ? Quelle est la tare qui a produit le plus de sourds de naissance ?

Toutefois, on est fixé sur l'influence des mariages consanguins ; elle est des plus nettes.

Sur 100 sourds nés de mariage entre parents, il y a 42 congénitaux. Sur 100 sourds nés de mariages entre non-parents, seulement 15.

_____

(1) *Nos oreilles*, par le Dʳ Henri Deville (Boulanger, éditeur).

Partielle, la surdité peut être encore due, dans ce cas, à une étroitesse du conduit par exemple, ou à son obstruction incomplète.

2° Hérédité.

Il faut signaler la prédisposition héréditaire aux affections chroniques de la caisse, à la *sclérose* du tympan, à l'*ankylose* * des osselets, etc.

Elle peut se montrer chez les enfants et les petits-enfants, dont les parents ou grands-parents étaient eux-mêmes sourds avancés, au moment de la conception des rejetons.

Ainsi la surdité héréditaire pourrait faire son apparition chez les membres d'une même famille, vers la trentaine.

Toutefois, à en juger par les chiffres de Bell, elle serait peut-être moins fréquente qu'on pourrait le croire. Il ne la mentionne que 909 fois sur 31 205 cas, non classés faute de localisations possibles des lésions ayant amené cette surdité héréditaire.

3° Maladies du cerveau et de la moelle.

Toutes les maladies du cerveau : *hémorragie* cérébrale (*apoplexie**), tumeurs (*hydrocéphalie**) peuvent, en détruisant les centres auditifs, amener la surdité.

La *méningite*, l'*ataxie** *locomotrice*, la *paralysie générale* peuvent produire les mêmes effets.

4° Maladies nerveuses.

Il y a des surdités centrales, certainement d'origine nerveuse, mais bien inexplicables, parce qu'elles existent sans lésions cérébrales. Par exemple, la surdité *hystérique* unilatérale ou bilatérale. Elle guérit à merveille, par le moyen de l'électricité galvanique (Chavanne), laquelle n'agit peut-être que par suggestion.

La surdité *neurasthénique* * est tellement rare qu'on peut douter de son existence.

Ce qui existe assurément, c'est la surdité *réflexe**, par troubles d'un organe fort éloigné parfois des oreilles.

Ainsi, la surdité peut accompagner les phénomènes douloureux qui se montrent, par exemple, dans une otite observée à la suite d'une carie dentaire.

De même, des surdités ont fait parfois leur apparition au cours de troubles des organes génitaux, à la *ménopause** chez la femme, peut-être plus souvent qu'au cours de la période d'activité génitale (?).

Tous ces cas sont, comme bien on pense, les plus faciles à guérir.

5° Maladies de la nutrition.

Rhumatisme, goutte, albuminurie, diabète peuvent jouer un rôle dans l'apparition de certaines maladies d'oreilles, mais lequel ?

6° Maladies infectieuses aiguës.

Ce qui est bien établi maintenant, c'est que toutes les maladies à germes, à *microbes*, capables d'en introduire dans l'oreille moyenne, par la trompe d'Eustache, ou à travers le tympan perforé ou non, sont, de beaucoup, celles qui entraînent le plus d'affections d'oreilles, et par conséquent de surdité.

Dans la statistique de Bell, nous les retrouvons toutes, la méningite cérébro-spinale et la *fièvre puerpérale* exceptées. Et nous savons pourtant qu'elles aussi ont été justement incriminées.

Croup ou diphtérie	57
Variole	147
Erysipèle	228
Oreillons	243
Pneumonie	308
Coqueluche	675
Fièvre paludéenne	1 636
Grippe	1 776
Fièvre typhoïde	2 055
Rougeole	2 400
Scarlatine	7 424
Total	17 018

La *scarlatine* et la *rougeole* frappent trop la gorge (et l'on sait que la trompe d'Eustache qui conduit à la caisse du tympan va s'y ouvrir), la grippe également, pour qu'on puisse s'étonner que la maladie se propage aux oreilles. Le catarrhe des voies aériennes, qui n'est pas non plus pour surprendre dans la fièvre *typhoïde**, peut également gagner l'oreille ; de même encore l'inflammation de la *variole*, de la *diphtérie**, etc. On peut éprouver peut-être plus d'embarras lorsqu'il s'agit d'otites d'origine paludéenne, survenues après « les fièvres », ainsi qu'on les appelle dans les pays où règne la malaria, après les *oreillons** aussi ; mais le fait n'en existe pas moins.

Recommandation capitale. — Ce qu'il faut absolument que chacun sache, c'est que la presque totalité des affections d'oreilles consécutives aux maladies infectieuses, toujours si graves par la suppuration, c'est-à-dire la *destruction* des organes, et conséquemment la surdité qu'elles entraînent, *serait évitée à l'aide de précautions très simples.*

Recommandons donc à chacun, aux mères en particulier, de suivre aveuglément les prescriptions du médecin, lorsqu'au cours d'une rougeole, d'une scarlatine, d'une fièvre typhoïde, d'une pneumonie, d'une coqueluche, etc., il ordonnera de faire gargariser le malade, et s'il ne le peut, de lui laver la gorge, la bouche, de faire des lavages naso-pharyngiens (V. page 61) avec différents liquides antiseptiques*, par exemple : naphtol, 20 centigrammes pour 1 litre d'eau distillée ; ou encore : thymol, 15 centigrammes ; acide phénique, 5 grammes ; eau, 1 litre ; lorsqu'il fait bourrer les narines de vaseline boriquée ou autre, qui, en fondant, fusera dans l'arrière-gorge pour la désinfecter.

Ce n'est pas l'emploi de tel ou tel liquide, de telle ou telle vaseline qui importe, c'est la désinfection qu'il faut faire, savoir faire, et au besoin *provoquer comme prescription médicale.*

Voilà pourquoi il n'est pas indifférent de savoir aussi examiner le fond de la gorge des enfants (fig. 12), de savoir comment on leur fait largement ouvrir la bouche, pour pratiquer ces lavages, ces injections...; pourquoi, surtout, un médecin doit nécessairement *voir* les malades, au moins quelquefois, l'affection fût-elle des plus bénignes. Ceci pour parer à des complications souvent redoutables. Une oreille coûte autrement cher qu'une visite de médecin... demandez plutôt à ceux qui ont eu la mauvaise chance de perdre l'ouïe !

7° Maladies infectieuses chroniques.

La *syphilis**, la *tuberculose* et sa petite cousine la *scrofule**, dont le diminutif est le *lymphatisme**, produisent également bon nombre d'affections d'oreilles pouvant entraîner la surdité.

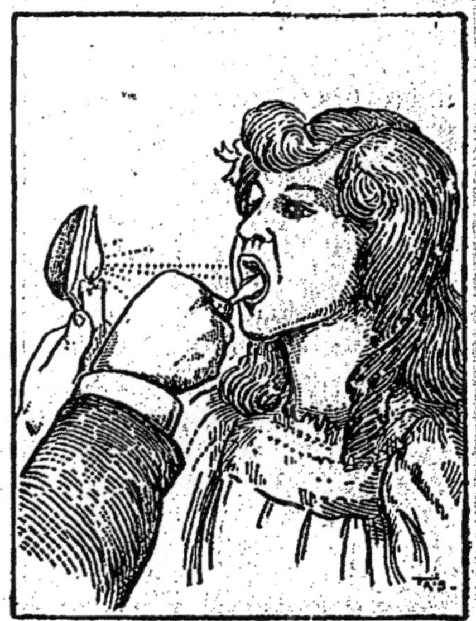

Fig. 12. — Procédé des deux cuillers pour l'examen de la gorge (l'une abaisse la langue, l'autre sert de réflecteur).

Ici, les choses se passent sans bruit. Cela débute ou par une affection de la gorge, du nez (V. plus loin), ou par une otite chronique, un écoulement d'oreilles, une *otorrhée*, survenue à la suite d'un simple refroidissement comme cause tangible.

Écoulements d'oreilles (Otorrhée).* — Ce sont les enfants scrofuleux, à gros nez, à lèvres épaisses, aux chairs flasques et pâles, qui en sont surtout atteints, parfois dès leur tout jeune âge.

On voit des petits enfants rendre, durant des années, par les oreilles, un pus jaune verdâtre, d'odeur repoussante. Un beau jour, les osselets sont entraînés avec le dégoûtant liquide, et l'enfant est irrévocablement sourd !

Pourquoi ? Parce que des commères imbéciles ignorent que « pus » et « putréfaction » sont synonymes, que le pus ronge la chair et les os, comme la pourriture détruit tout ce qu'elle touche..... Alors elles ont persuadé aux parents que l'écoulement était un mal nécessaire, que cela « purgeait l'oreille » (*sic*), que « ça passerait avec l'âge », quand l'enfant se formerait. Et les parents les ont crues; ils ont laissé l'enfant s'empoisonner lentement, contaminer peut-être ses camarades de classe (car il y a des microbes de la tuberculose dans le pus des oreilles).....

Si le malheureux n'est pas un jour emporté par une méningite toujours possible, au cas où l'inflammation gagnerait les méninges, ses auteurs s'aperçoivent un triste matin que, par leur faute, leur enfant est devenu sourd !...

Nul n'est plus respectueux que nous de la liberté du père de famille. Pourtant, nous le déclarons hautement, elle doit avoir des limites ; le Code les lui a d'ailleurs tracées.

Cette liberté s'arrête à la violence, à tout meurtre, fût-il *partiel*. Or, condamner un enfant à la surdité est, pour des parents, un véritable *meurtre partiel !*

Il est donc du devoir de l'État d'empêcher ce meurtre, de faire visiter les enfants à ce point de vue, à l'école, et même avant..., d'avertir les instituteurs qu'ils aient à signaler à l'autorité tout enfant atteint d'écoulement d'oreilles, pour que celle-ci puisse s'assurer que les parents le soignent ou le font soigner réellement. Que l'État ne redoute pas la *contrainte*, il en a le droit, et qu'il se montre au moins aussi exigeant que pour la vaccination ; qu'au besoin il édicte des sanctions ; surtout qu'il instruise de plus en plus les masses.

Le traitement de ces écoulements est d'une remarquable simplicité : des lavages bien faits suffisent souvent, surtout si on peut y joindre quelques fortifiants, l'usage de l'huile de foie de morue, par exemple (V. page 53). Plus le traitement est commencé de bonne heure, moins la guérison se fera attendre, quoiqu'on ait pu la voir survenir après de longues années de maladie.

8· Maladies de la bouche et de la gorge.

Toute inflammation aiguë ou chronique de la bouche et surtout de la gorge (fig. 13) peut gagner la trompe, alors même qu'elle n'a rien d'infectieux, qu'il n'y a point de microbe sous roche. C'est simplement l'incendie qui s'étend. Une dent cariée peut être le point d'origine. Or, quand la trompe d'Eustache s'enflamme, sa muqueuse gonfle, et ce gonflement de la bouche l'obstrue, d'autant plus qu'il peut y avoir des mucosités

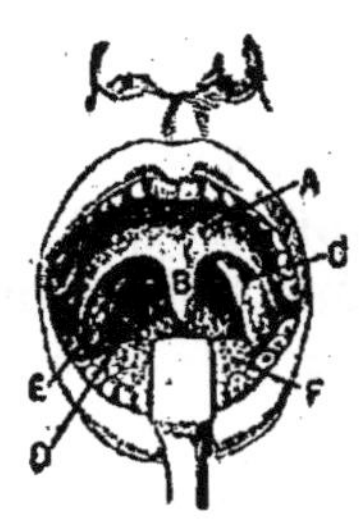

Fig. 13.
Gorge ou pharynx.

A, voile du palais; B, luette ; C, pilier antérieur du voile; D, pilier postérieur; E, amygdale; F, langue.

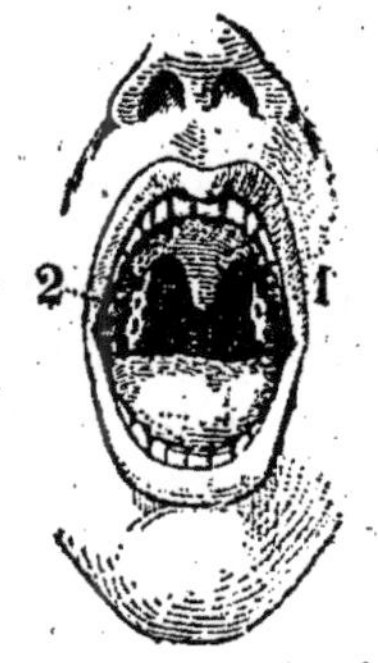

Fig. 14. — Situation des amygdales (1, 2).

dans son canal. On sera sourd durant quelques jours. Que cette inflammation dure, passe à l'état chronique, voilà une obstruction permanente, cause de surdité durable, comme on l'a vu à la Première section, page 14, si un traitement convenable n'est pas institué à temps.

*Grosses amygdales**. — Tout le monde sait d'ailleurs qu'il suffit d'un simple mal de gorge pour déterminer parfois une légère surdité passagère. On comprend maintenant pourquoi.

C'est bien autre chose quand l'inflammation, devenue chronique, a gagné les *amygdales*, qui augmentent de volume, *s'hypertrophient*. En ce moment, elles débordent dans le *pharynx*, gênent la respiration, ferment, en partie du moins, et mécaniquement, l'entrée de la trompe. C'est bientôt la surdité, si on ne les fait enlever (V. page 61), chose d'autant plus nécessaire qu'elles nuisent encore au développement régulier de l'enfant.

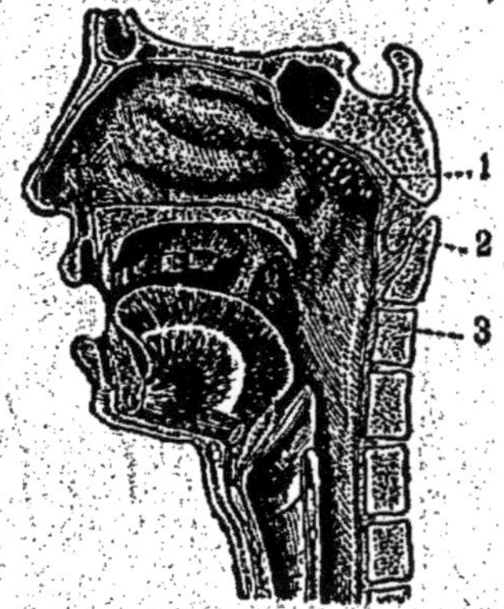

Fig. 15. — Pharynx avec tumeurs adénoïdes.

1, Tumeur adénoïde ; 2, ouverture de la trompe d'Eustache ; 3, amygdale.

*Végétations adénoïdes**. — Il y a au-dessus du voile du palais (V. fig. 15 et 16), une sorte d'amygdale supplémentaire qui se développe, s'étend énormément sur ce point. Cela forme souvent toute une masse mollasse et charnue, au-dessus de l'ouverture postérieure des fosses nasales qu'elles peuvent obstruer, ainsi que l'ouverture de la trompe. Tout le monde doit pouvoir, au moins, soupçonner leur présence. Car, et pour les mêmes raisons que les grosses amygdales, il arrive vite un moment où il est nécessaire de les faire enlever

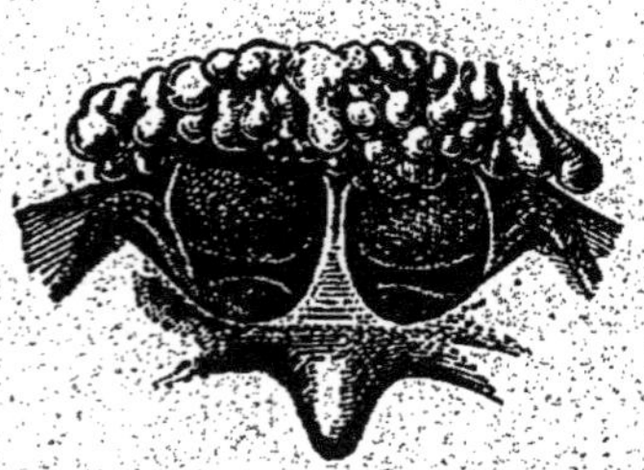

Fig. 16. — Ouverture postérieure des fosses nasales surmontée par des végétations adénoïdes, tout proche l'ouverture de la trompe d'Eustache.

(V. page 61). Pâles, lymphatiques, les adénoïdiens (fig. 17 et 18) *ne souffrent pas*, mais ils ronflent la nuit, ont toujours

Ceux qui y sont sujets feront bien de veiller, de s'aguerrir, de prendre des douches froides, des bains de mer, d'éviter le froid aux pieds, de porter des souliers à double semelle (semelle de feutre intérieure). Pour faire avorter un coryza, on peut essayer d'une inhalation ou d'une poudre abortive :

Acide phénique....	ãã	5 gr.	Chlorhydrate de cocaïne.	0 gr. 50	
Ammoniaque........			Menthol................	0 gr. 20	
Alcool..................		15 gr.	Salol..................	5 gr.	»
Eau distillée............		15 gr.	Acide borique..........	15 gr.	»

(Lermoyez).

Priser, toutes les heures, une large pincée. Cela soulage beaucoup. Une bonne sudation, provoquée par un bain de vapeur, est aussi à recommander. Le repos au lit avec une grande tasse de vin chaud exerce également chez celui qui peut se l'accorder une salutaire influence ; les bains de pieds chauds sont dans le même cas.

Le coryza *aigu* déclaré, le mieux à faire est d'enduire de vaseline boriquée l'orifice et les ailes du nez (la vieille chandelle de suif avait du bon). Il est d'ailleurs difficile d'obtenir quelque chose comme résultat; il n'y a que chez le nouveau-né, ou le tout petit enfant, pour qui il faut s'inquiéter, appeler le médecin. Celui-ci fera le nécessaire, car le coryza empêche l'enfant de téter.

Ce qu'il ne faut pas faire. — Ce qu'il faut avant tout empêcher, c'est la reproduction du coryza, et finalement son passage à l'état chronique. C'est aussi son extension à l'arrière gorge, au pharynx. Or cette propagation est souvent causée par un traitement intempestif; elle peut amener la surdité. Évitez donc de renifler, pour couper un rhume de cerveau, de l'eau-de-vie, du jus de citron pur (Lermoyez), de l'eau froide (Chavanne). Surtout ne pas faire, au début d'un coryza, des lavages du nez (V. page 57.) Ce serait le plus sûr moyen d'attraper une otite. Coryza multiplié par lavage, égale otite ($C \times L = O$), a dit encore le

la bouche ouverte, se mouchent difficilement, et respirent de même; aussi sont-ils anémiés. Ils prononcent mal les syllabes nasales, *an*, *on*, enfin ils entendent mal.

L'opération si simple, accompagnée d'un traitement

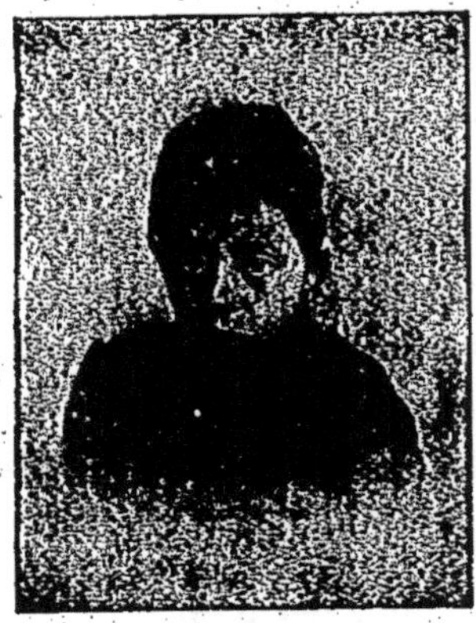

Fig. 17.
Enfant de 8 ans porteur d'adénoïdes.

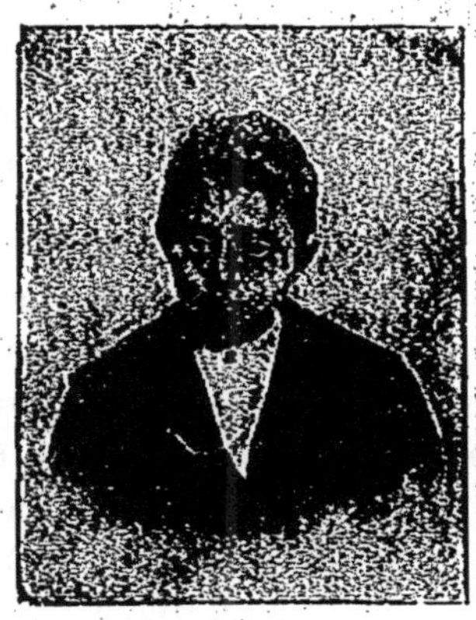

Fig. 18.
Le même, après guérison.

interne, au quinquina, à l'iodure de fer, à l'huile de foie de morue, leur rend rapidement, avec l'ouïe normale, la santé qui auparavant leur faisait défaut; *mais elle est indispensable.*

9° Maladies des fosses nasales.

Les maladies des fosses nasales aussi se propagent facilement à l'oreille par la trompe ou déterminent rapidement l'obstruction de cette dernière, surtout si on les laisse s'éterniser, passer à l'état chronique. C'est alors surtout qu'elles apparaissent comme causes fréquentes de surdité. (Se reporter aux fig. 4 et 5.)

Coryza aigu. — Le *coryza* ou *rhume de cerveau* n'est pas toujours l'affection banale dont chacun se moque, le « nez qui coule », la « fontaine à roupies », toutes choses drôles à coup sûr, sinon agréables; répété, il peut avoir des conséquences graves.

premier des auteurs cité ci-dessus. Et cela se comprend aisément; on va en saisir encore mieux la raison. C'est principalement en un pareil moment qu'il est dangereux aussi de se moucher en « trompette », c'est-à-dire de saisir et de presser les deux narines à la fois. Le nez bouché à fond et en avant, rien ne sort alors de ce côté que du bruit; en revanche, les abondantes mucosités repoussées en arrière vont d'autant plus irriter le fond de la gorge qu'elles sont, en ce moment, plus virulentes. C'est ce que produit mécaniquement le lavage du nez en les entraînant en ce point. Il faut se moucher à la paysanne (Chavanne), ne fermer qu'une narine à la fois. De la sorte on évitera l'accumulation, dans les fosses nasales, de sécrétions qui n'ont déjà que trop tendance à tomber dans la gorge, quand on se couche sur le dos.

Coryza chronique. — Les coryzas aigus répétés, l'abus et même l'usage du tabac à priser, les poussières irritantes, la présence de végétations adénoïdes, l'alcoolisme, diverses affections chroniques scrofule, syphilis, sont des causes fréquentes de coryza chronique ; et il en est ainsi de tout ce qui peut obstruer les fosses nasales. (V. p. 60.)

*Ozène** ou *punaisie.* — De même, cet affreux catarrhe ou écoulement, encore appelé *coryza puant*, désespoir de ceux qui en sont atteints, gagne fort bien l'oreille moyenne.

Les *catarrhes naso-pharyngiens* aigus et chroniques, qui ne sont, à proprement parler, que des coryzas profonds et postérieurs, ont eux aussi ce privilège peu enviable d'être des avant-coureurs de la surdité, parce qu'ici le pavillon d'ouverture de la trompe d'Eustache se trouve en plein centre du foyer d'inflammation. (V. fig. 8.)

Aux affections inflammatoires des fosses nasales il convient d'ajouter, pour être complet, certaines affections chirurgicales : *déviation de la cloison, épaississement de la muqueuse, rhinite** hypertrophique*, hypertrophie *des cornets*, *polypes* muqueux* ou *fibreux, naso-pharyngiens,* qui, mécaniquement, peuvent amener la surdité.

Nous aurons à y revenir plus loin. (V. page 60.

10° Poisons.

L'oreille a ses poisons ; tantôt des médicaments dont il a été fait abus : le sulfate de quinine, le salicylate, l'éther, le chloroforme ; tantôt des agents d'intoxication : oxyde de carbone, plomb, arsenic, phosphore, haschich, alcool, tabac, etc. Presque toujours il s'agit d'action sur l'oreille interne, ce qui n'est point fait, on en conviendra, pour simplifier la question. C'est toujours assurément un diagnostic peu facile à poser. En ce qui concerne surtout l'alcool et le tabac, quand peut-on affirmer qu'une surdité leur est réellement imputable ?

11° Vieillesse.

L'homme qui vieillit, vieillit de partout. C'est dire que chacun de ses organes subit, pour sa part, la déchéance qui atteint tout l'être ; l'oreille ne pouvait échapper à la règle.

Les os du crâne s'épaississent, et la perception cranienne se fait moins bien ; le nerf auditif fatigué d'un long labeur réclame impérieusement des ménagements, et refuse même une partie de ses services. Ce qui domine surtout, c'est la *sclérose.* De même que les artères de l'homme âgé durcissent, perdent de leur souplesse, de leur élasticité, la membrane si délicate et si sensible qu'est le tympan devient fibreuse, la muqueuse de la caisse tympanique s'épaissit, s'incruste de matériaux calcifiés, les osselets de l'oreille perdent de leur mobilité, et les muscles qui les faisaient mouvoir demeurent plus ou moins inactifs, quand ils ne s'atrophient pas complètement. Ainsi la surdité s'établit peu à peu, lentement, accompagnée de bruits, de bourdonnements, de sifflements divers, et elle se traduit souvent

par un fait paradoxal. Les organes de la caisse étant altérés,
la transmission se fait surtout par les os du crâne. La personne atteinte d'otite scléreuse entend mieux au milieu du
bruit, d'un fort roulement, par conséquent, en voiture sur
le pavé, en chemin de fer, dans un atelier bruyant, parce
que les bruits ébranlent les os du crâne, et mènent droit
les sons à l'oreille interne. Ce qu'il faudrait bien se garder
de croire, c'est qu'il n'y a pas à lutter contre l'otite de la
vieillesse. Au moindre avertissement, au contraire n'hési-
tez pas, adressez-vous au spécialiste. Il s'agit de vitaliser les
tissus, de mobiliser la chaîne des osselets.... Il le peut, parfois même sans opération ; seulement, ne perdez pas de
temps.

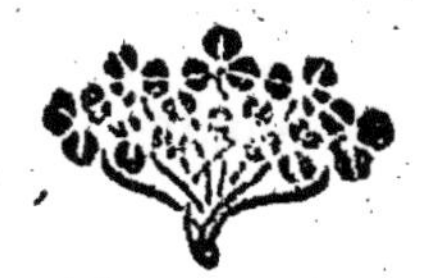

Troisième Section

COMMENT ON ÉVITE LA SURDITÉ

(TRAITEMENT PRÉVENTIF ET CURATIF)

Quand et comment se faire soigner

Le lecteur, qui a bien compris ce qui précède, sait déjà comment il peut éviter maintes affections aiguës, ou les empêcher de passer à l'état chronique ; il sait donc se garder, jusqu'à un certain point, de la surdité. Mais, pour une raison ou pour une autre, voici que celle-ci menace ; peut-être même est-elle déclarée d'un côté. Que faire pour l'empêcher de s'établir, de gagner surtout les deux oreilles ? La réponse est simple : il faut se faire soigner par un spécialiste.

Quels sont ceux qui doivent être vus par un spécialiste ? — Doivent être vus par un spécialiste :

1° Les enfants qui, vers le quatrième mois, ne prêtent pas attention aux bruits qui doivent pourtant venir à leurs oreilles, à la parole ;

2° Toute personne atteinte d'une douleur d'oreilles inexplicable, ou n'ayant point cédé rapidement au simple traitement de l'otite aiguë (V. page 53) ;

3° Celle qui a des bruits d'oreilles, des bourdonnements, quels qu'ils soient, dont l'explication n'est pas fournie au médecin par un état quelconque des vaisseaux, et qui sur-

tout s'accompagnent de surdité. De même pour les vertiges,
les troubles de l'équilibre ;

4° Celle dont une, ou les deux oreilles, présentent des
écoulements purulents qui durent depuis quelques jours,
ou qui reviennent à chaque instant, avec ou sans souffrances ;

5° Toute personne dont l'audition, d'un ou des deux
côtés, n'est plus normale (V. Première Section, page 17), comme
portée.

De même : l'enfant distrait, qui ne prête plus attention
en classe ; la personne qui ne peut causer avec plusieurs
interlocuteurs ; celle qui a besoin de voir la physionomie
de ces derniers, qui entend mal dans l'obscurité ; celle
qui n'entend pas les cris, mais seulement la voix ordinaire ;
celle qui entend les sons d'un instrument de musique
faux, parce que chaque oreille les perçoit d'une façon dif-
férente [cela s'appelle *paracousie**; pour quiconque a
l'oreille musicale, c'est atroce]; celle qui entend mieux
au milieu du bruit, en chemin de fer, par exemple, en
omnibus (vieillard) ; celle à qui certains sons font mal ;
celle qui entend mieux le diapason ou la montre sur le
crâne qu'à l'oreille ; celle qui ne peut distinguer d'où
viennent les sons ; celle dont la propre voix résonne profondément dans la tête (*autophonie**), qui entend confusé-
ment.

Tous ces signes, dont plusieurs, en général, sont groupés,
indiquent, d'une façon indéniable, un trouble de l'ouïe,
dont il importe, de suite, de rechercher la cause dans l'état
de l'une ou des deux oreilles, ou des parties avoisinantes.
Aussi doit-on, pour cette même raison, montrer au spécialiste, et toujours aussitôt que possible, toute personne qui,
sans être sourde peut-être, a besoin de se traiter pour ne
pas le devenir :

1° Parce qu'elle a des douleurs dans le nez, du coryza

chronique ou purulent (ozène), qu'elle a perdu l'odorat ;

2° Des saignements de nez fréquents, et inexplicables autrement que par une altération de la muqueuse des fosses nasales ;

3° Le nez toujours bouché, ce qui fait qu'elle respire la bouche ouverte (V. page 33, *Maladies de la gorge*), qu'elle a un air hébété, qu'elle est toujours enrhumée du cerveau, etc.

Quand doit-on voir le spécialiste ? — Le plus tôt sera toujours le mieux   Il ne faut jamais attendre *surtout parce qu'une seule oreille est en cause.* C'est là un calcul qui peut mener à un désastre.

Il ne faut attendre ni des années, ni des mois, pas même des semaines ; sinon le mal sera irrémédiable. Ici, le pus aura fait son œuvre, détruisant tympan et muqueuse, cariant les osselets, rongeant le fond de la caisse ou l'encombrant de débris, de fausses membranes, qui rendront toute transmission du son impossible, bouchant à tout jamais la trompe ; là, la sclérose aura durci le tympan, ankylosé les os de la chaîne, fait du canal tubaire un conduit fibreux imperméable, pétrifié le labyrinthe, atrophié le nerf acoustique, etc. Souvenez-vous de la parole si vraie de Lermoyez et Boulay, citée aux premières pages de cette brochure, qu'on peut encore traduire ainsi : *Les auristes ne rendent pas l'ouïe aux sourds dont l'oreille est détruite, pas plus que les médecins ne ressuscitent les morts !*

Quel doit être le spécialiste consulté ? — Celui dont la montre est brisée ou dérangée n'ira jamais prendre conseil de son voisin. Il ne demandera ni au boulanger, ni au fruitier, ni à l'épicier, ni au notaire, pas même au pharmacien, un conseil pour savoir ce qu'il doit faire.

Si quelqu'un lui apporte, en ce moment, un journal dans lequel un horloger quelconque ou prétendu tel, fait savoir avec « preuves » à l'appui, qu'il répare montres et horloges par correspondance, sur l'indication (?) des désordres qu'elles peuvent présenter, il traitera le personnage de « fumiste », et n'aura pas tort.

Il se contentera de porter sa montre, sa pendule à un bon horloger, *et se gardera bien d'y toucher lui-même*, sachant que seules des mains expertes ont qualité pour lui donner les soins qu'elle réclame.

Comment se fait-il que des personnes, mieux avisées d'ordinaire, agissent autrement quand il s'agit d'un organe aussi délicat, aussi compliqué, et autrement précieux pour elles qu'une montre, encore bien que la prévoyante nature nous ait donné deux oreilles?

C'est que le public, de tout temps, a considéré toute intervention médicale comme une chose absolument mystérieuse. Moins il comprend, plus il a confiance. Il aime d'ailleurs tant à être trompé · *Vulgo vult decipi!* D'autre part, l'ignorance, complète chez beaucoup, des moindres notions concernant les organes en cause, de leurs maladies, des traitements spéciaux qu'elles réclament, expliquent bien des choses.

L'*oculiste* est connu, au moins en bon nombre de milieux, dans les villes surtout; mais l'*auriste*, soyez-en bien persuadés, demeure pour une infinité de ruraux, et aussi de citadins, un être absolument ignoré, un *mythe!*

Souvenons-nous également de ce qu'a dit Lacassagne : « Le charlatanisme réussit parce que le public n'est pas éclairé. »

Les auristes. — Encore appelés *otologistes*, ou *oto-rhino-laryngologistes*, parce qu'ils soignent presque toujours et à la fois les oreilles, le nez, la gorge et le larynx, les auristes sont des docteurs en médecine plus ou moins spécialisés dans l'étude et le traitement de leurs maladies.

Docteurs en médecine; cela veut dire que tous possèdent

l'instruction médicale générale, indispensable à tout médecin spécialisé. C'est le seul moyen pour lui de reconnaître
et de juger exactement les causes d'une affection localisée
au nez, à la gorge, aux oreilles. D'ailleurs, beaucoup d'auristes exercent en même temps la médecine comme leurs
confrères, du moins dans les centres de second ordre.

Spécialisés, cela n'indique pas un diplôme spécial, ce qui
n'a jamais donné aucune compétence, mais des études
particulières, sérieuses, longues, minutieuses dans des cliniques réservées au traitement des maladies relevant de
l'oto-rhino-laryngologie*, et une pratique toute spéciale de
ce genre d'affections.

La spécialité d'*auriste* est représentée en France, à Paris
et en province, par des célébrités dont la renommée dépasse
de beaucoup nos frontières, et dont les travaux font autorité dans la science. A côté d'eux gravitent, en nombre
trop peu élevé malheureusement, des praticiens plus ou
moins spécialisés dans l'oto-rhino-laryngologie. Beaucoup
d'entre ceux-ci ont une réelle valeur. Mais si on compte
plus de cent auristes à Paris, si quelques grandes villes de
province ne sont pas trop défavorisées sous ce rapport, que
de villes de troisième, et même de deuxième ordre, n'ont
pas de spécialistes, ou n'en ont qu'un seul, souvent d'ailleurs trop peu connu! que de départements entiers sont
dans le même cas!

Un vœu. — Il sera bien permis, à ce sujet, d'émettre un
vœu, c'est que l'*oto-rhino-laryngologie* prenne partout en
France, comme l'*oculistique*, la place qu'elle mérite dans
l'enseignement médical et que de nombreux docteurs choi-
sissent cette importante spécialité.

Il n'est pas possible qu'un médecin, civil ou militaire,
puisse achever ses études sans avoir fait un *stage* sérieux de
plusieurs mois dans les services spéciaux, notamment dans
une clinique des maladies du nez, de la gorge et des oreil-

les. Tout médecin ne peut être auriste; tout médecin doit savoir assez d'otologie pour donner les premiers soins, et surtout les conseils désirables. Aux colonies, à l'armée, à la campagne, c'est absolument indispensable.

Pourquoi doit-on s'adresser à un auriste ? — Parce qu'il est impossible à un simple docteur en médecine non spécialisé de donner aux malades tous les soins voulus.

Il faut, outre des connaissances particulières, un *matériel*, un *outillage*, une *installation*, des *appareils* et des *instruments* absolument spéciaux, avec, en plus..... la *manière de s'en servir*. La plupart des médecins ne sont pas plus préparés pour *exercer* l'otologie, et soigner les sourds, qu'un pharmacien pour *exercer* la médecine et la chirurgie. On ne s'improvise pas plus auriste qu'on ne s'improvise médecin et chirurgien, même consultant.

Toutefois, ne serait-ce que par la connaissance des maladies et la pratique des malades (toutes choses auxquelles les études totalement différentes du pharmacien ne l'ont jamais préparé), un médecin même peu versé dans la science otologique, outre qu'il sera presque toujours appelé à donner les premiers soins, sera toujours le meilleur conseiller. (Ceci dit sans vouloir être en quoi que ce soit désagréable au pharmacien, à qui le client fait si souvent jouer le rôle de médecin-consultant *malgré lui*.)

C'est le médecin d'ailleurs qui, la plupart du temps, adressera son client à l'auriste, et l'adressera de bonne heure, en connaissance de cause, à un confrère dont l'instruction, la valeur, la compétence lui sont parfaitement connues. Agir autrement serait, de sa part, encourir une grave responsabilité; se priver de ses conseils serait pour le malade, au contraire, une imprudence, car même parmi les auristes il peut y avoir des compétences variables. C'est ce que va amplement démontrer ce qui suit, où l'on verra que ce n'est pas seulement le *titre* qui fait le *spécialiste*.

Examen du malade.

Interrogatoire. — L'examen du malade est toujours précédé d'un interrogatoire plus ou moins long, plus ou moins détaillé, sur les antécédents, les maladies antérieures, les prédispositions héréditaires, la date de l'apparition de la maladie en cause, ou de la surdité.

Le spécialiste s'inquiète de la *douleur* si elle existe, des *écoulements*, de leur nature, de leur abondance, de l'état actuel de *l'ouïe*, de *l'odorat*, du *goût*, etc. ; il recherche l'existence des bruits, bourdonnements, vertiges.

Aucune de ces questions ne doit étonner le malade. Elles sont nécessaires, nullement oiseuses. L'homme de l'art doit rechercher partout les éléments d'un bon diagnostic. Avant de s'embarquer pour un voyage, il est indispensable de savoir où l'on va. Or, par l'interrogatoire le médecin fixe son objectif ; il règle son itinéraire et la voie qu'il va suivre pour découvrir « l'ennemi » qu'il recherche, la maladie, ici souvent la cause de la surdité.

1° Examen des oreilles.

Éclairage. — Avant tout, pour examiner tous les organes profondément situés, comme ceux qui constituent le nez, la gorge, les oreilles, il faut un bon éclairage.

Le spécialiste ne peut se contenter, en général, de la lumière du jour. Il lui faut des sources de lumière artificielle puissantes : lampes à gaz, bec Auer, lumière électrique, etc.

Miroirs. — Cette lumière, il la lui faut concentrer en outre, au moyen de *réflecteurs*, sur les points à examiner.

C'est ainsi que pour examiner le conduit auditif il fera usage d'un *miroir* rond (fig. 19), qu'un bandeau placé autour du front maintiendra à hauteur d'un œil, pour lui laisser les mains libres, et de petits tubes de métal à pavillon (*spéculums**) (fig. 20), qu'il glissera délicatement dans le fond du conduit de l'oreille. Ceux-ci serviront à éclairer et à dilater. Ainsi pourra-t-il juger de la coloration, de la mobilité du tympan, des perforations qu'il peut présenter, etc.

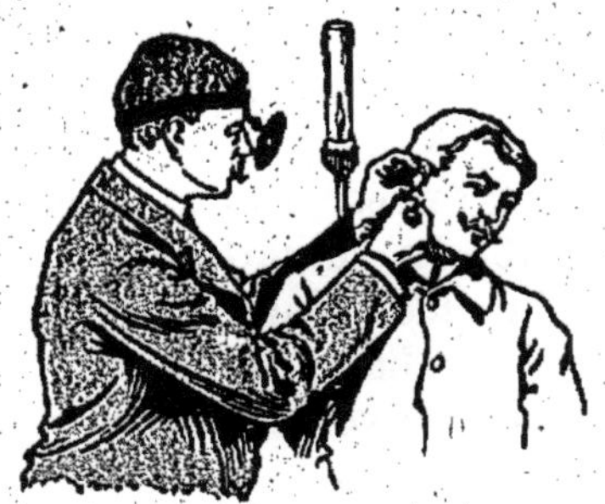

Fig. 19. — Examen de l'oreille, du tympan et de la caisse du tympan.

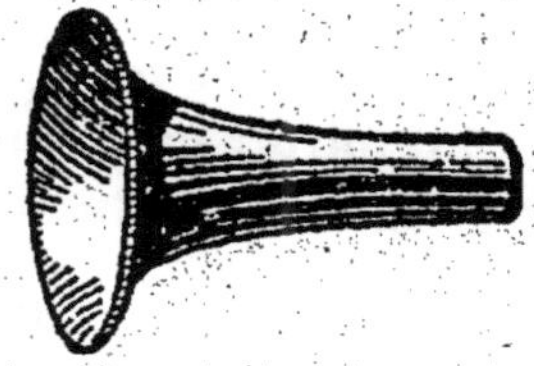

Fig. 20. — Spéculum pour l'oreille.

2° Examen du nez.

L'examen des fosses nasales se fait d'avant en arrière, directement, ou d'arrière en avant par la gorge.

Pour l'examen direct ou antérieur des fosses nasales, on se sert de petits dilatateurs (fig. 21, 22), dans lesquels on projette la lumière d'un réflecteur, comme celui ci-

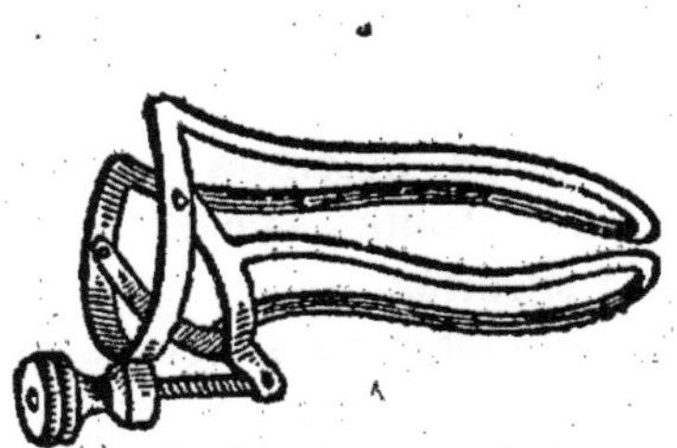

Fig. 21. — Spéculum fenêtré.

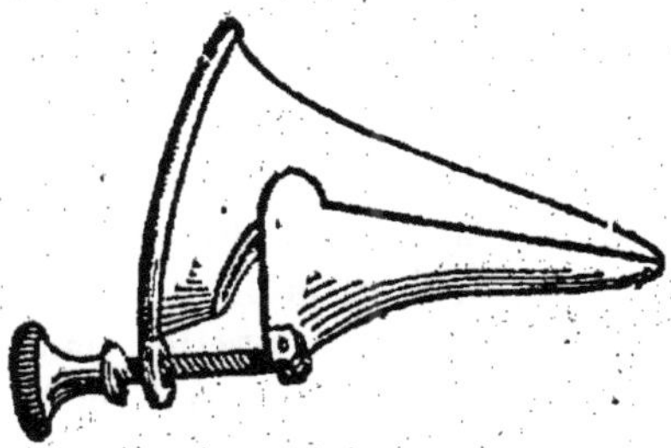

Fig. 22. — Spéculum plein.

dessus pour les oreilles, ou comme celui qui sert à éclairer la gorge (v. fig. 23). Cela permet d'examiner la muqueuse du nez, les déviations de la cloison, l'état des cornets, la nature des corps, ou des tumeurs, qui peuvent se trouver engagés dans les fosses nasales, etc.

3· Examen de la gorge.

Pour bien voir la gorge, il ne suffit pas de l'examiner au jour en abaissant la langue (V. fig. 13), ou en se servant d'une cuiller comme réflecteur (V. fig. 12) ; il faut l'éclairer à fond, avec un miroir comme celui qui sert à l'examen du larynx.

Pour voir l'ouverture postérieure des fosses nasales, telle que la présentent les figures 4 et 16, on se sert encore d'un petit miroir porté sur un manche qu'on place au fond de la gorge, la face du miroir tournée en haut, derrière et au-dessus du voile du palais, au lieu d'être tenue renversée comme pour l'examen du larynx (fig. 23).

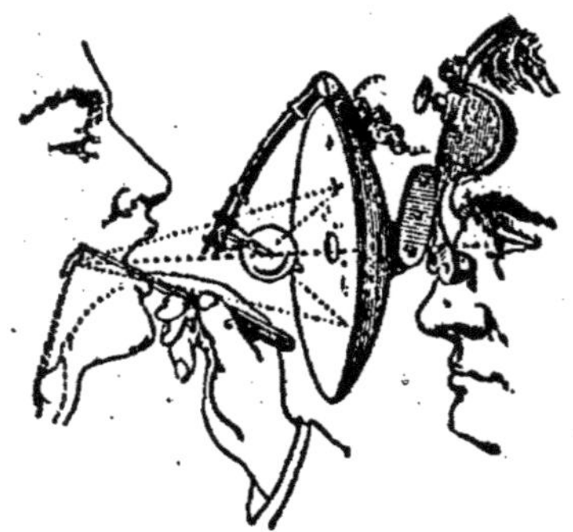

Fig. 23. — Examen de la gorge (ici, le praticien examine le larynx).

Par ce moyen, le spécialiste juge bien de la couleur de la muqueuse, de la nature des enduits (mucosités) qui la recouvrent ; il se rend compte de l'état des pavillons des trompes, de l'hypertrophie, ou de la disposition des cornets des fosses nasales, de la cloison, des rétrécissements possibles des méats (V. fig. 4 et 16), des tumeurs, etc., toutes choses si importantes dans la production de la surdité.

L'examen de ces parties peut se compléter au toucher. Le doigt introduit au fond de la gorge se recourbe en crochet derrière le voile du palais, pour aller constater la présence des végétations adénoïdes par exemple.

Voilà déjà bien des examens, bien des appareils nécessaires rien que pour *voir* ; et *voir* ici est rigoureusement indispensable.

Qu'on n'aille pas croire que ces examens se pratiquent

facilement, du premier coup. Demandez plutôt à ceux qui les ont subis plus encore qu'ils ne les ont pratiqués eux-mêmes. Ils vous diront qu'un novice enfonce trop le spéculum dans l'oreille et fait mal, ou plus souvent, qu'il ne l'enfonce pas assez et ne voit rien; qu'à chatouiller le fond de la gorge avec son miroir, il vous donne envie de vomir; rien d'autre. Chez l'enfant, c'est plus difficile encore; souvent on a d'autre ressource que de l'endormir pour pouvoir l'examiner à l'aise.

Non, ne sait pas examiner un nez, une gorge et une oreille qui veut, eût-il pour le faire tous les appareils nécessaires.

4° Examen de la trompe d'Eustache.

On voit bien l'ouverture de son pavillon en examinant, comme il est dit ci-dessus, le fond par la *rhino-scopie* postérieure au moyen du miroir (V. fig. 23), mais le canal de la trompe? Comment savoir ce qu'il contient, savoir s'il est libre, et s'il remplit bien sa fonction de conducteur d'air, dans la caisse du tympan ? C'est ce que nous allons brièvement indiquer.

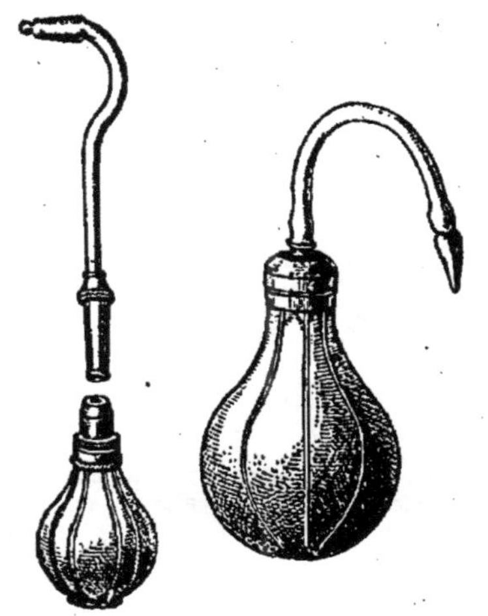

Fig. 24 et 25. — Insufflateurs d'air.

Douche d'air. — Celui qui se mouche fort, en pressant les deux narines à la fois, entend parfois un claquement dans les oreilles. C'est que l'air refoulé y a pénétré par les trompes ; c'est que celles-ci sont libres. De même quand il fait le mouvement d'avaler, il peut également percevoir un bruit.

L'auriste le sait bien : aussi pour juger de l'état des

trompes, fait-il souffler le malade, la bouche fermée, ou, lui recommandant d'avaler une gorgée d'eau, lui fait-il une injection d'air dans une narine, l'autre étant bouchée. Comme il a pris soin de relier son oreille à celle qu'il examine, au moyen d'un otoscope (fig. 26), il entend, si l'air passe, un claquement caractéristique, dû au bruit du tympan qui se tend. Si la trompe est rétrécie, il entend, au contraire, un sifflement, et n'entend rien si elle est obstruée.

Toutefois, s'il y a dans le conduit des mucosités, il pourra percevoir une sorte de râle, de gargouillement fin dû au passage de l'air dans le liquide.

Ce procédé d'examen est facile, à la portée non seulement de tout médecin, mais de tout sujet intelligent. Toutefois ne doit-on s'en servir que quand il a été recommandé de le faire.

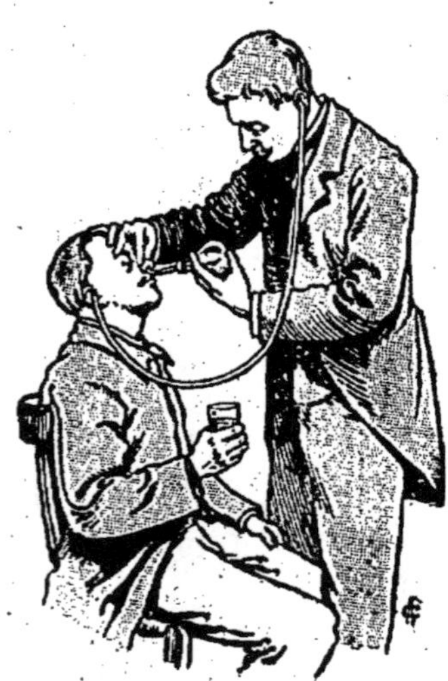

Fig. 26. — Examen de la trompe par la douche d'air, et auscultation du tympan.

Cathétérisme de la trompe. — Il en va tout autrement du *cathétérisme** ou sondage de la trompe.

Dieu vous garde ici d'une main brutale et d'une sonde malpropre! Au contraire, un praticien exercé introduit par le nez la sonde, qui n'est autre qu'un petit tube recourbé à son extrémité, avec une habileté telle, qu'on a à peine le temps de s'apercevoir de la manœuvre.

Le bec de la sonde étant placé dans le pavillon de la trompe d'Eustache, il est bien plus facile alors d'envoyer une douche d'air, qui ira juste dans la trompe, et pas ailleurs.

Et s'il veut profiter de l'instrument pour faire passer dans son canal de petits fils (*bougies*) qui, naturellement, pénétreront dans la trompe, le spécialiste le peut encore. Ainsi saura-t-il si la trompe est rétrécie, bouchée, et à quel endroit de son parcours elle peut l'être.

5° Examen de l'audition.

L'examen du malade est-il terminé ? Nullement.

Qu'il ait une lésion susceptible de diminuer sa faculté d'entendre, ou qu'il n'en ait pas, du moment qu'il est sourd d'un ou des deux côtés le spécialiste va s'enquérir exactement de la gravité de cette surdité.

Mesure de l'acuité auditive. — Sachant ce qu'est la portée d'une oreille normale (V. page 17), il va se servir de la parole, de la montre, d'une série de *diapasons*, de *l'acoumètre**, de divers autres appareils peut-être : *sifflet de Galton*, *sirène*, etc. De la sorte, il saura quelle est la portée de l'oreille examinée, quels sont les sons perçus ou mieux perçus, ou ceux qui ne le sont pas, par le tympan et l'oreille interne.

Plaçant successivement les diapasons à l'entrée du conduit auditif, puis sur le crâne, au menton, au front, derrière les oreilles, en bouchant ou ne bouchant pas les conduits, il pourra se rendre compte de la façon dont les sons sont transmis par les os du crâne, ou ne le sont plus. (V. page 15.)

Peut-être le spécialiste voudra-t-il encore étudier la façon dont le nerf acoustique réagit à l'électricité galvanique, d'où nécessité d'un appareil spécial... Mais ici c'est peut-être du luxe de diagnostic... passons.

Traitement des malades.

Un horloger ne se contente pas de mettre un peu d'huile dans les rouages délicats d'une montre pour la faire marcher. Il la démonte, nettoie chacune des pièces, les répare, les remplace s'il le faut; à ces conditions seules il peut à nouveau en assurer le fonctionnement.

L'auriste, « l'horloger des oreilles, » pour continuer notre comparaison de la page 42, ne démonte pas l'oreille, c'est bien entendu; mais il n'en est pas moins obligé, après examen, d'apporter à chaque partie du *mécanisme* l'aide *mécanique* qui lui convient, de pratiquer la série des manœuvres et opérations nécessaires.

La presque totalité des soins à donner aux oreilles, au nez, à la gorge, comprend toute une thérapeutique exclusivement externe, ou peu s'en faut.

Le traitement interne, par les médicaments administrés à l'intérieur, pour utile qu'il soit (parfois même indispensable), a toujours une importance plutôt secondaire, sauf peut-être en ce qui concerne les lésions de l'oreille interne, du nerf auditif et des centres nerveux. Là il est d'ailleurs assez peu efficace, pour ne pas dire plus, dans un grand nombre de cas, sinon absolument dans tous.

1° Traitement des oreilles.

Donc il n'y a pas, il ne saurait y avoir de procédé unique pour faire « marcher » une oreille, pas plus qu'il n'en existe pour faire marcher une horloge !

Le prétendre est une imposture, le croire c'est faire preuve d'une grossière naïveté.

On entrave le développement de la surdité en supprimant ses causes si on le peut, surtout en soignant à temps les affections qui la provoquent, et les organes dont l'altération est en jeu; cela, on ne le répétera jamais assez.

Bain d'oreilles. — On donne le bain chaud, avec une décoction de pavots, de l'eau glycérinée, de l'huile chaude.

Il dure 15 minutes, et se répète plusieurs fois par jour.

L'oreille doit être bien vidée, le malade penchant la tête après chaque opération. Avec des bains de pieds chauds, c'est le meilleur traitement de la simple douleur d'oreilles provoquée par l'inflammation du conduit, du tympan : *myringite*, ou *otite*. Tout le monde peut, dans ce cas, les prescrire, sans être spécialiste. Autrement, pas de bain, jamais de bain d'oreilles.

Injections. — Les malades en pratiquent parfois à tort et à travers. Les injections n'ont qu'une seule indication : faire sortir quelque chose.

Donc, inutile et dangereux de pousser dans des conduits auditifs douloureux ou non, des injections, quand ils sont propres, ne contenant ni pus, ni corps étrangers...

C'est dans les oreilles qui suppurent, qui « pourrissent », comme disent les bonnes gens, qu'il faut au contraire faire passer, non seulement à l'aide de la petite poire à injections, mais à l'aide d'injecteurs (fig. 27 à 29), des solutions chargées d'eau bouillie, de liquides antiseptiques : acide borique, sel marin (7 gr. par litre), etc.

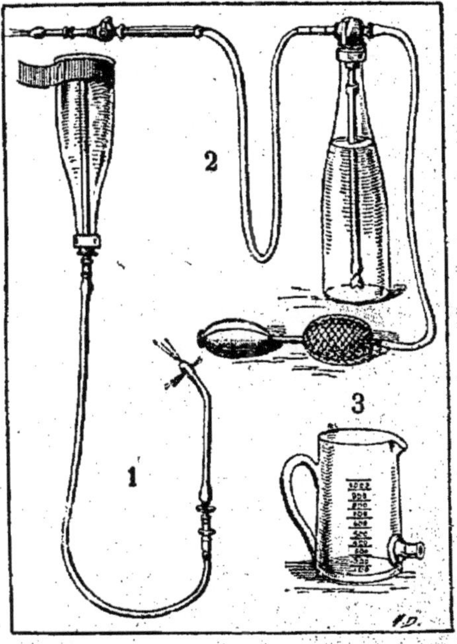

Fig. 27 à 29 — Injecteurs : 1, à bouteille renversée ; 2, — à pression intérieure ; 3, — bock.

Ces injections doivent être abondantes, mais faites avec précaution, car elles doivent pénétrer jusqu'au fond de la caisse sans toutefois la blesser, quand le tympan est perforé.

Les personnes qui ne peuvent aller se faire soigner dans les cliniques feront bien de se faire exactement indiquer la manière de pratiquer ces injections, et surtout de ne jamais agir que sur prescriptions médicales, en ce qui concerne leur nombre, leur durée et leur nature.

Instillations. Insufflations. — Dans l'*instillation*, l'au-

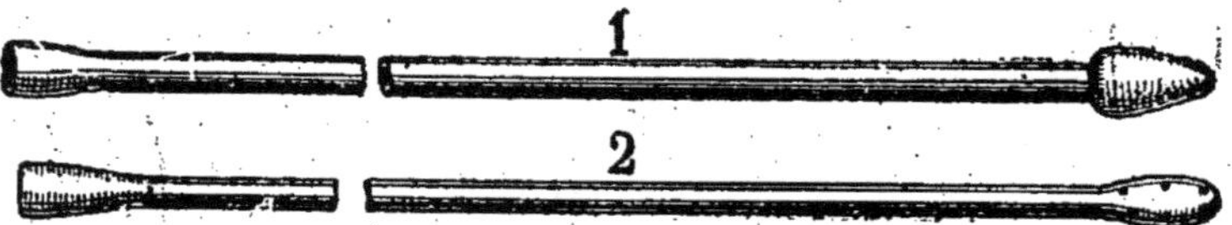

Fig. 30, 31. — Instillateurs : 1, à pomme; 2, — à boule perforée.

riste fait pénétrer goutte à goutte, au moyen d'instruments spéciaux (fig. 30, 31), des liquides dans le conduit auditif, dans l'intérieur de la trompe. Comme il s'agit en général de substances actives, ces manœuvres réclament beaucoup de légèreté de main, et de prudence.

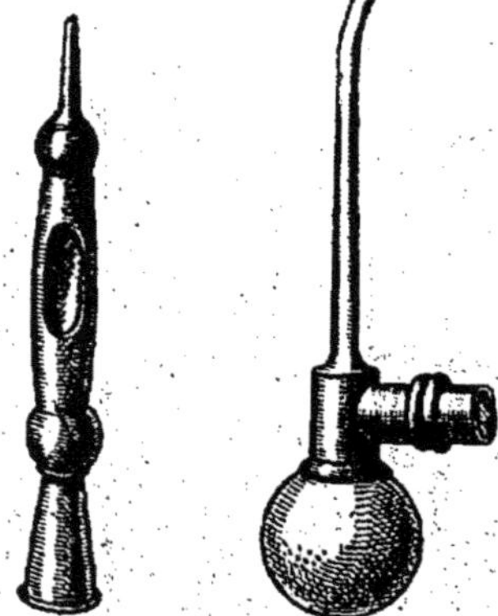

Fig. 32. — Insufflateurs à poudre.

Fig. 33 à 35. — Lance-poudre.

Quant aux *insufflations*, tantôt ce sont simplement des douches d'air qu'on envoie dans les trompes et l'oreille moyenne, pour les désobstruer, donner un peu de vitalité à la muqueuse (V. fig. 26); tantôt ce sont des vapeurs de différents gaz, de l'air chaud, des vapeurs sulfureuses naturelles, comme à Luchon ; tantôt, enfin, il ne s'agit que de lancer dans le conduit auditif externe des poudres antiseptiques (fig. 32 à 35).

C'est ici une pratique facile ; les malades ont toujours tendance à abuser, à forcer les doses; ils ne font qu'encombrer le conduit et l'irriter.

Bougirage. — C'est une petite manœuvre que seul l'auriste peut pratiquer, pour désobstruer la trompe, en y introduisant par la sonde, de fines bougies. (V. page 51.)

Il pratique de cette façon une sorte de massage de ce canal.

Massage du tympan. — Quand on enfonce le petit doigt dans le conduit de l'oreille, on masse, sans s'en douter, le tympan. En effet, on comprime ainsi l'air contenu dans ce conduit, et on mobilise la membrane. Avec des appareils appropriés, qui compriment et raréfient alternativement l'air, on arrive à mobiliser par cette manœuvre non seulement le tympan, mais la chaîne des osselets.

On comprend à quel point cette petite opération peut rendre service, quand ceux-ci sont ankylosés par exemple, ou tout au moins peu mobiles.

Malheureusement, comme elle est à la portée de tous, il nous faut rappeler que, dans cette manœuvre d'aspiration et de refoulement, on doit agir avec prudence, ne jamais dépasser le nombre de mouvements et la limite de durée des séances fixés par le spécialiste, sous peine d'aller à l'encontre des résultats cherchés.

Opérations chirurgicales. — On opère sur les oreilles comme sur toute autre partie du corps.

Non seulement l'auriste perce le tympan (*paracentèse**),

ou il l'avive, pour le faire cicatriser, en cas de perforation,
mais il extrait du conduit les corps étrangers, résèque les

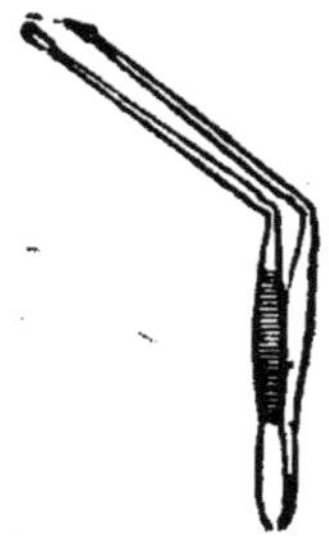

tumeurs osseuses qui l'obstruent, enlève
les polypes qui l'encombrent. On extrait
tout ou partie des osselets cariés, ou du
tympan ; et la gouge parfois s'attaque aux
parois de la caisse elle-même....

Nous n'en dirons pas davantage ; chacun
comprendra quelles précautions antiseptiques, quelle sûreté de coup d'œil, quelle
dextérité il faut au spécialiste pour réussir
de telles opérations. Elles ne sont d'ailleurs à la portée que des praticiens pré-

Fig. 36. — Pince
pour oreilles.

parés et entraînés, tout particulièrement, à ces interven-
tions minutieuses.

2° Traitement du nez.

La thérapeutique a beaucoup d'analogies avec la pré-
cédente.

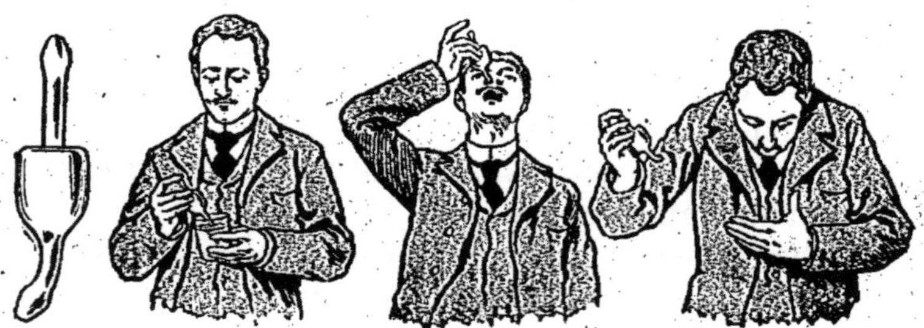

Fig. 37 à 40. — Pipette nasale et différents temps du bain nasal.

Bain nasal. — Il nécessite une pipette spéciale, utilise
l'eau minérale, l'eau bouillie, mais jamais froide (fig. 37 à 40).

Douche nasale. — Elle utilise un courant d'eau tiède, qui,
entrant dans une narine, ressort par l'autre (fig. 41), en

lavant tout l'arrière-nez, parce que le voile du palais relevé empêche, en ce moment, le liquide de tomber dans la gorge.

L'apprentissage du lavage est assez court; encore faut-il que le malade sache comment introduire la canule (d'avant en arrière), pencher la tête un peu en avant, s'il ne veut éprouver des douleurs, et de l'oppression véritable dans la région frontale, déterminant un sentiment de pesanteur très désagréable.

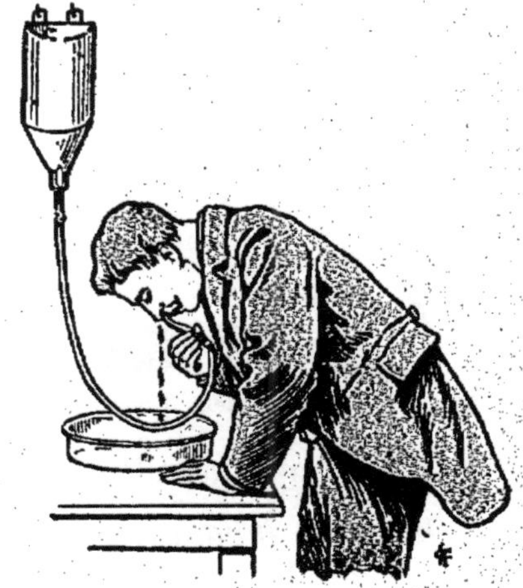

Fig. 41. — Douche-lavage.

Bains et lavages ne servent, comme ceux d'oreilles, qu'à amollir, puis à entraîner des sécrétions, des croûtes. Il ne faut donc pas en faire sans prescription, c'est-à-dire sans nécessité, pour une déviation de la cloison, pour des polypes, des végétations adénoïdes, etc. C'est au moins complètement inutile dans presque tous les cas sauf complications.

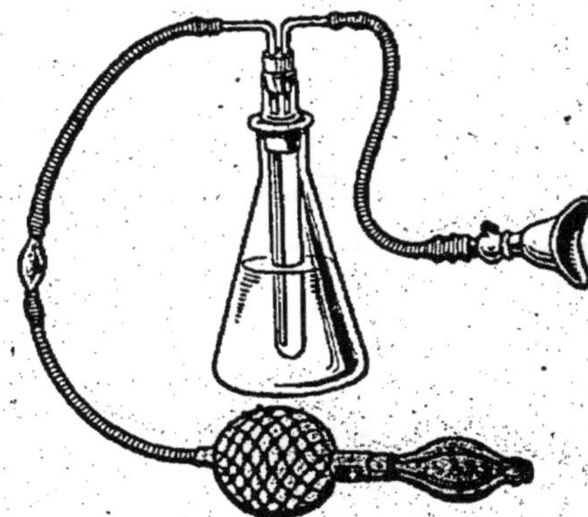

Fig. 42. — Inhalateur-pulvérisateur.

Pulvérisations. — Elles remplacent douche et bain, quand les fosses nasales sont imperméables, qu'il

faut nettoyer à fond le nez et la gorge en même temps,
car les gouttelettes de liquide ont une force de pénétra-

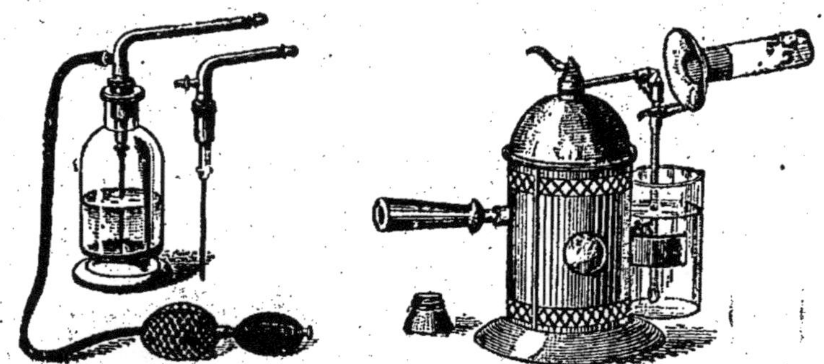

FIG. 43. — Pulvérisateur Richardson.　　FIG. 44. — Pulvérisateur à vapeur.

tion bien plus grande à l'état pulvérisé (fig. 42 à 44).

Humage. Inhalation. — Ces moyens introduisent, à la
place des liquides, des vapeurs et des gaz (fig. 45). Dans
certaines villes d'eaux, au Mont-Dore par exemple, pulvé-

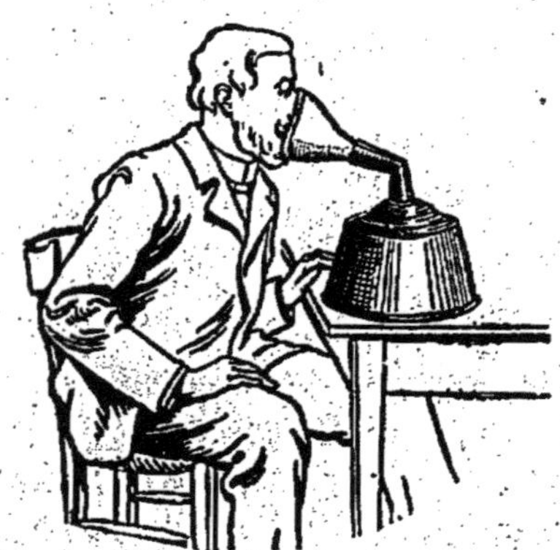

FIG. 45. — Inhalateur Moura pour vapeurs.

risations et inhalations se font dans des salles spéciales, où
séjournent quelque temps les malades, et où sont disposés
des appareils permettant d'utiliser les eaux de la station.

Fumigations. — Les fumigations émollientes (fig. 46), narcotiques, astringentes, sont encore un moyen de traitement dont il y a lieu de faire mention.

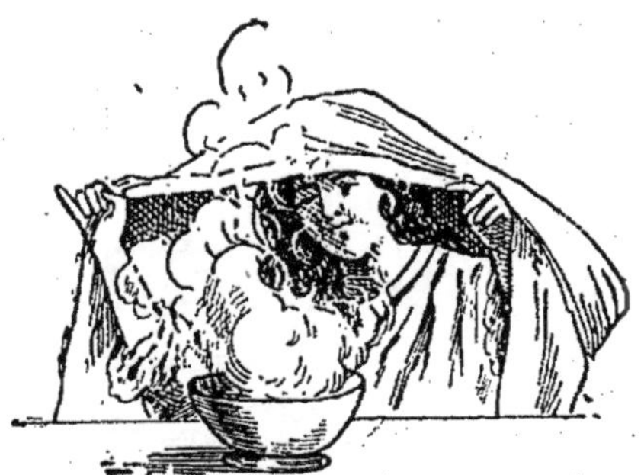
Fig. 46. — Manière de prendre une fumigation.

Insufflations. — Tout ce qui a été dit au sujet des poudres

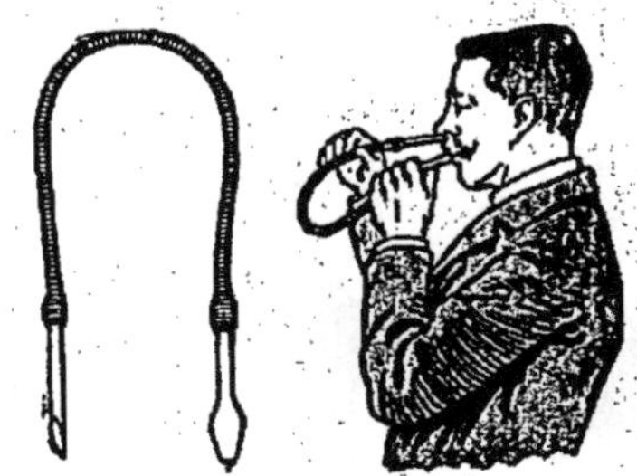
Fig. 47, 48. — Auto-insufflateur de poudre.

à insuffler dans les oreilles peut se répéter ici. N'en user que modérément et sur prescription (fig. 47, 48).

Badigeonnages. Cautérisations. — Ce sont procédés souvent délicats, par la nature des substances employées, la nécessité de bien limiter à un point précis l'application ou la cautérisation, surtout quand on agit sur des muqueuses aussi sensibles, avec des appareils comme le couteau du thermocautère, ou l'anse galvanocaustique* (fig. 49 à 54).

Massage. — L'auriste masse parfois la muqueuse du nez,

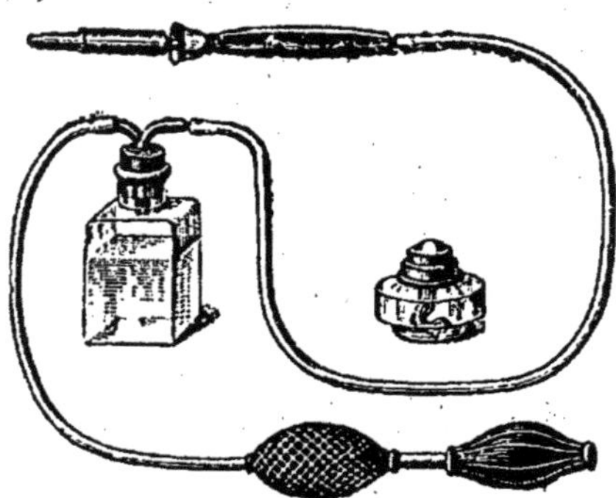

Fig. 49. — Thermocautère.

au moyen de stylets garnis de ouate à leur extrémité, et trempés dans une solution médicamenteuse.

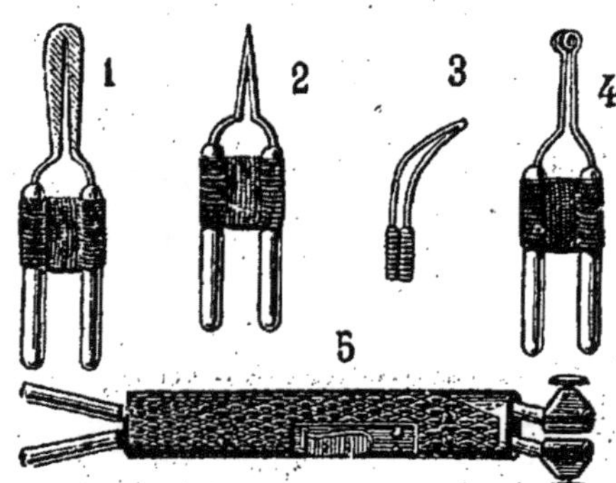

Fig. 50 à 54. — Galvanocautères :
1, à lame tranchante ; 2, à pointe ; 3, à pointe recourbée ; 4, en boudin ; 5, manche porte-cautère.

Opérations. — Tout ce qui obstrue les méats du nez (fig. 4), qui s'oppose au passage de l'air, les tumeurs, les polypes, les déviations de la cloison, l'hypertrophie de la muqueuse, le développement anormal des cornets, entraîne fatalement des altérations de la muqueuse. Celles-ci en s'étendant, ou même mécaniquement, pourront produire la surdité (en bouchant la trompe par exemple).

D'où la nécessité d'enlever tumeurs, polypes, végétations adénoïdes trop développées, extrémités de cornets, etc., pour rétablir le libre passage de l'air par les fosses nasales. Ces divers opérations se pratiquent (après *anesthésie* * locale de la muqueuse) au moyen de pinces, de curettes, etc.

3° Traitement de la gorge.

Nous retrouvons ici toute la série de manœuvres utilisées pour le traitement du nez, des oreilles. Le *gargarisme* remplace le bain, la *douche naso-pharyngienne* ; les *grands lavages* avec l'abaisse-langue irrigateur (fig. 55) tiennent lieu de douches nasales et auriculaires avec le bock ou l'injecteur.

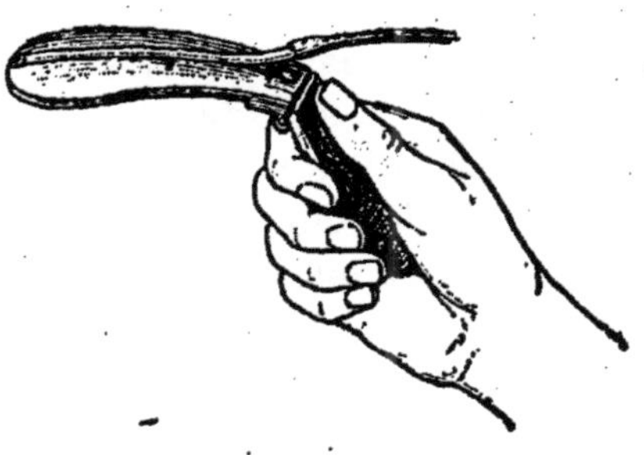

FIG. 55. — Abaisse-langue irrigateur.

Les opérations comportent, entre autres, l'ablation des

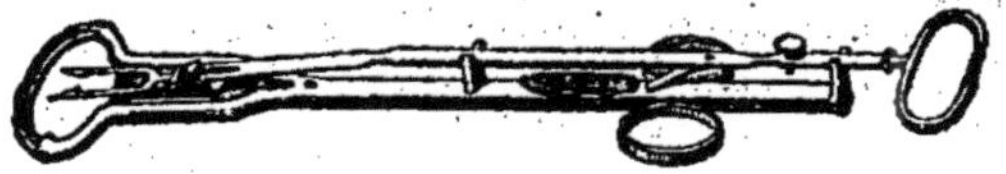

FIG. 56. — Amygdalotome.

amygdales, soit au bistouri, soit avec l'amygdalotome (fig. 56) quand elles sont hypertrophiées. (V. page 34.)

Conclusion.

Il ne peut rester maintenant l'ombre d'un doute dans l'esprit de la personne la plus prévenue, ou la plus ignorante des choses de l'otologie.

La nécessité absolue de recevoir les conseils et les soins d'un *auriste*, pour tout sujet porteur d'une affection du nez, des oreilles et de la gorge, qu'il soit déjà atteint de surdité, ou que l'affection le menace seulement, découle de l'exposé, bien simple pourtant, et bien écourté, des procédés spéciaux d'examen et de traitement *oto-rhino-laryngologiques*.

Il serait même à désirer que chacun puisse recevoir également, soit dans une clinique, soit dans le cabinet d'un auriste, les soins complets que réclame son état.

On comprend que ce soit là une impossibilité pour bien des personnes, habitant surtout la campagne, et le fait est certainement regrettable.

Au moins les malades doivent-ils profiter de leur contact avec le spécialiste pour bien saisir la façon dont ils auront à continuer les soins qui leur seront nécessaires, pendant longtemps parfois, et recevoir de lui, à ce sujet, tous les avis et tous les conseils nécessaires.

De notre côté, nous puiserons là un nouvel argument pour réclamer de tous les médecins praticiens des connaissances otologiques suffisantes.

Trop souvent ils auront à *soigner* leurs malades, à faire exécuter les prescriptions des spécialistes, à surveiller le traitement interne s'il y a lieu; ils doivent être préparés à leurs fonctions.

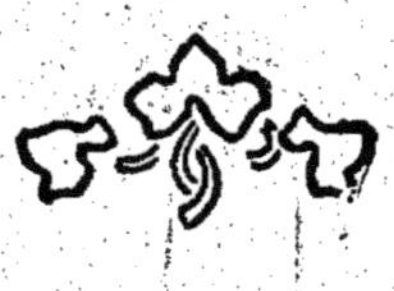

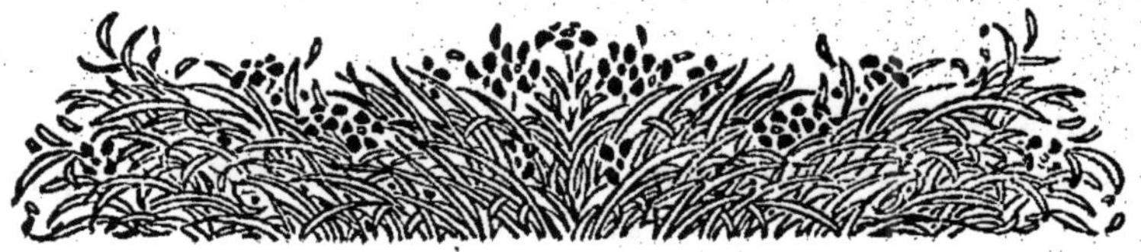

Quatrième Section

QUE FAIRE
CONTRE LA SURDITÉ CONFIRMÉE ?

Traitement palliatif.

Faut-il abandonner les sourds à leur infortune, se désintéresser d'eux lorsque, soit faute de soins, soit pour toute autre raison, on a la notion bien exacte et bien claire, que la surdité qu'ils présentent est incurable ?

Au grand jamais, non ! Pour plusieurs raisons, on ne doit pas plus les abandonner qu'on ne doit les laisser s'abandonner. D'abord, la surdité absolue, complète, étant infiniment plus rare que la cécité, est-on jamais sûr qu'une amélioration parfois très notable ne surviendra pas ? Le fait assurément est exceptionnel, surtout dans certains cas de sclérose ou d'otite interne, par exemple. Mais qui peut affirmer qu'il n'y a pas eu erreur de diagnostic ? On peut donc lutter, lutter très longtemps, qui sait jamais ? La lutte d'ailleurs, c'est la vie pour l'oreille comme pour tout autre organe.

En second lieu, une personne intelligente, outre qu'elle prend plaisir à entretenir, et à tirer tout le parti désirable des quelques restes d'audition qu'elle a pu conserver, ne manque point de moyens de communication qui lui permettent de rester en relations avec ses semblables.

Elle peut même, avec de la patience et de l'attention, acquérir un véritable sens supplémentaire dont nous parlerons plus loin ; et, en additionnant ces divers moyens, tirer du tout un parti fort convenable, susceptible de lui créer tout au moins une existence supportable.

Enfin, il existe un certain nombre d'*appareils*, de *procédés*, de *méthodes*, capables de rendre à certaines catégories de sourds de réels services.

1° Appareils utiles aux sourds.

Cornets et tubes acoustiques. — Le premier qui, entendant mal, ramassa de la main le pavillon de l'oreille pour y concentrer les sons, créa d'un geste instinctif la *prothèse** auriculaire.

En effet, tout appareil acoustique du genre *cornet* n'est autre qu'un tube évasé, terminé par un pavillon destiné à recueillir les sons, et à les conduire plus ou moins directement à l'oreille.

Donc, pour qu'un cornet soit utile, *il lui faut un pavillon assez grand*. Les appareils à pavillon minuscule, qui, sous des noms divers, peuvent se dissimuler dans le conduit, à l'entrée de l'oreille, ont bien l'avantage d'être peu encombrants, ils n'en ont pas d'autres.

Pour parler comme Chavanne, « s'ils se dissimulent aisément, les services qu'ils peuvent rendre au malade se dissimulent plus encore ».

Quant aux *cornets* (fig. 57, 58), on en fait de toutes formes, en carton-pâte, en cuir, en ébonite, en métal, de grands, de petits, des cornets d'appartement, de poche, de promenade, etc.

Ils ont tous en général, surtout ceux en métal, un inconvénient. La voix résonne dans leur intérieur comme dans une pièce vide de meubles et de tentures... et le sourd, s'il entend beaucoup... trop de bruits, ne distingue souvent aucun son. En tout cas, cela fatigue énormément l'oreille.

Le sourd est d'ailleurs vite fixé sur les services que ces appareils peuvent lui rendre, et ne doit jamais s'en priver, si ceux-ci sont réels; surtout qu'il n'aille pas craindre le ridicule !

Mais, avant d'en faire l'achat, essayer le cornet. Même fallût-il donner une provision en argent, ne pas hésiter. S'adresser aux grandes maisons d'instruments de médecine et de chirurgie (elles vendent toutes des appareils à des prix variant depuis 7 francs jusqu'à 30 et 40); se faire envoyer quelques cornets choisis sur les prospectus, et essayer (1).

Parfois, en mettant un peu de ouate dans le pavillon on entend mieux. De même en entourant le

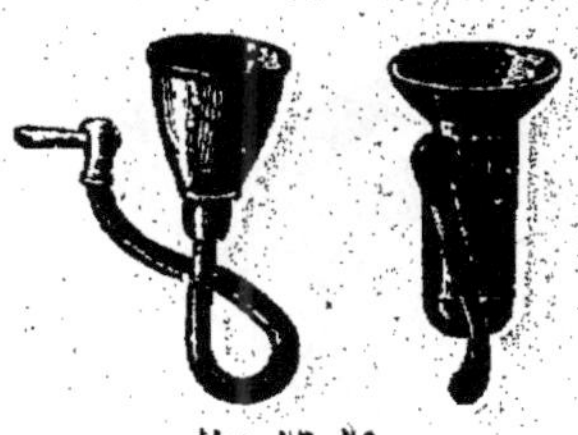
Fig. 57, 58.
Cornet acoustique.

tube et le pavillon d'une étoffe. C'est d'ailleurs d'après ce principe qu'est construit l'*audigène* Verrier. L'étoffe amortit ce que les bruits ont de trop pénible à l'oreille. Peut-être encore aurait-on avantage à garnir d'étoffe l'intérieur du pavillon et des tubes... pour certaines surdités. Que profitent de cette indication ceux à qui elle peut être utile.

Malgré tout, il y a des sourds et des surdités qui à tout cornet préfèrent le pavillon de la main. C'est encore l'appareil qui leur rend le plus de services. Il a l'avantage d'être peu encombrant, peu coûteux, et surtout d'être toujours à la disposition de celui qui l'emploie; et ces qualités ont bien leur prix.

Audiophone et dentaphone. — Les Chinois n'ont pas seulement inventé la poudre et la boussole. De temps immémorial ils connaissaient le cornet acoustique, comme beaucoup d'autres peuples anciens d'ailleurs.

(1) Voir à l'Appendice, *L'Œuvre des Sourds-parlants*, p. 98.

De plus, ils seraient les premiers qui ont inventé l'appareil destiné à faire percevoir les sons au sourd, par les os du crâne, quand l'oreille externe et moyenne est malade.

Leur *audiophone* ou *audiphone* est un bâton terminé en crosse appliquée sur le larynx de la personne qui parle, tandis que l'autre extrémité est saisie entre les dents du sourd.

On a construit sur ce principe l'*audiphone* de Rhodes (fig. 59), de Chicago, plaque de caoutchouc durci dont on dirige la face convexe vers l'endroit d'où vient le son, et le *dentaphone*, rappelant le bâton que Beethoven devenu sourd plaçait sur son piano, et dont il saisissait l'autre extrémité avec les dents.

Les sourds dont l'oreille interne est intacte, et qui entendent mieux avec ces appareils, pourront s'en souvenir et s'en servir.... Ils ne doivent pas être très nombreux.

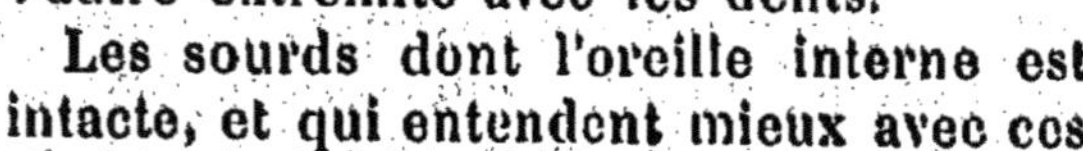

Fig. 59.
Audiophone.

Tympan artificiel. — Disons de suite qu'on n'achète pas un tympan artificiel comme un cornet acoustique ou une paire de lunettes.

Le tympan artificiel est tout simplement, en principe, une petite rondelle de ouate, de taffetas, etc., avec laquelle l'auriste obture une perforation du tympan.

C'est là une pose minutieuse et délicate, qui réclame toujours des précautions *aseptiques*, en plus d'une grande habileté. Cela dure plus ou moins longtemps, et se remplace d'ailleurs facilement; le malade peut dans certains cas apprendre la manœuvre. Quant aux résultats, ils sont parfois surprenants, très souvent fort bons. Si l'on songe que sur trois malades des oreilles il y en a au moins un, sinon deux, qui ont une perforation du tympan, comment ne pas recommander une fois de plus à tous les sourds de se montrer au spécialiste, fussent-ils sourds depuis vingt ans? surtout s'ils n'ont jamais été soignés ou examinés, comme le fait arrive beaucoup plus souvent qu'on ne le pense. Qui sait s'ils n'ont pas une perforation du tympan, dont l'occlusion pourrait faire cesser leur surdité?

Ah! que ne place-t-on des labyrinthes ou des vestibules, comme on le fait pour les tympans! Nous en connaissons plus d'un qui, pour se les faire poser, iraient au bout du monde!

2. Électricité.

On a employé l'électricité pour exciter le nerf auditif, agir sur les osselets de la caisse ankylosés, l'épaississement

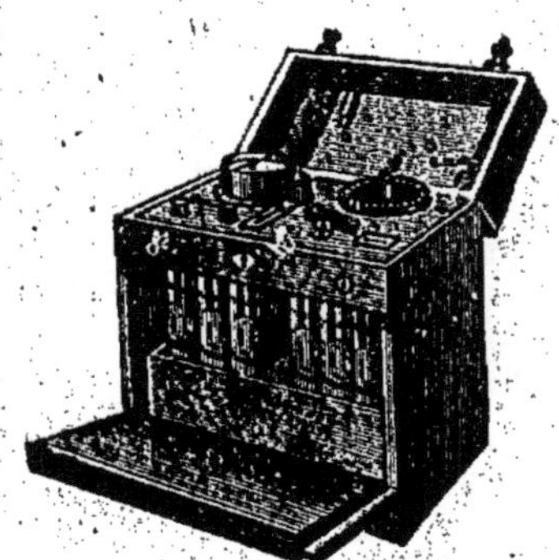

Fig. 60. — Pile à courant continu au bisulfate de mercure, de Chardin.

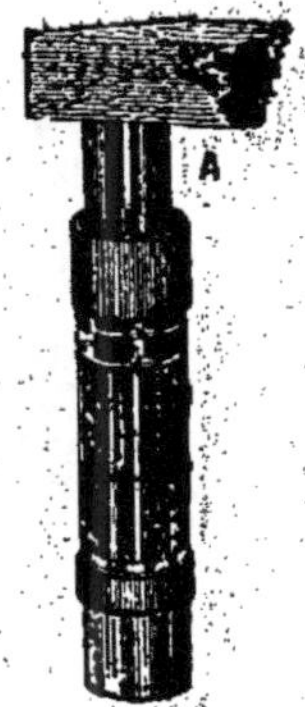

Fig. 61. — Élément d'un appareil à courant continu.

du tympan, car le nerf acoustique réagit à l'électricité comme les autres nerfs.

On emploie surtout les courants continus (fig. 60 à 70).

Le pôle négatif étant appliqué sur le *tragus* * du pavillon de l'oreille, et le pôle positif sur le cou ou la nuque, « la fermeture du courant produit une sensation sonore, qui diminue, et disparaît pendant le passage du courant; à l'ouverture il ne se produit rien. Si l'ordre des pôles est inter-

verti, il n'existe aucune sensation auditive à la fermeture
du courant et pendant son passage; l'ouverture est accompagnée d'un son de faible intensité, plus aigu que celui de
la fermeture du pôle négatif. » (Chavanne.)

On galvanise non seulement le conduit, mais la trompe,

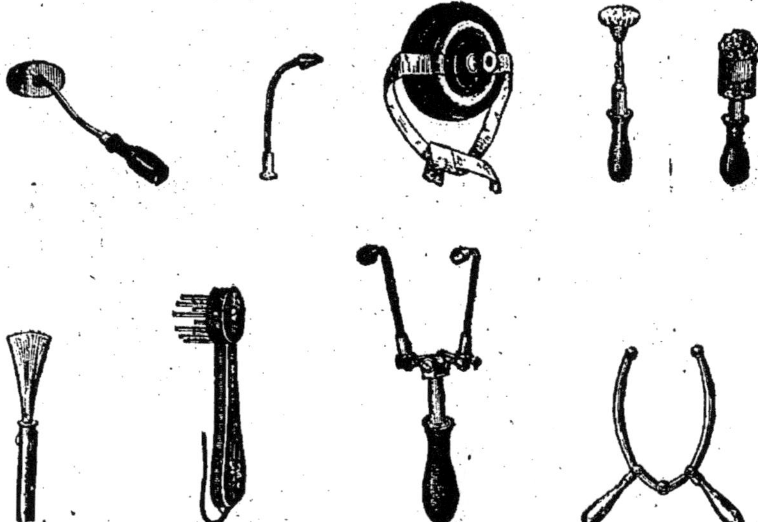

Fig. 62 à 70. — Série des électrodes pouvant être utilisées pour l'électrisation
des conduits auditifs et des régions voisines.

au moyen d'une sonde électrique introduite dans la trompe.

On utilise surtout la méthode externe, sans dépasser
d'ordinaire 3 à 6 milliampères dans la galvanisation de
l'auditif (Chavanne).

L'électricité *faradique* (fig. 71, 72) est rarement employée
pour l'électrisation de l'appareil auditif. Comme la précé-
dente, elle ne semble pas d'ailleurs fort en faveur auprès
des spécialistes qui traitent la surdité, sauf quand il y a un
élément nerveux en cause. Alors elle peut faire merveille,
chez les hystériques par exemple.

Le grand reproche qu'on peut faire à l'électricité, c'est la longueur du traitement, qui demande des mois, sinon des années, avec des séances plusieurs fois la semaine... le tout pour un résultat souvent problématique.

Toutefois, *électrothérapie, vibrothérapie**, associées ou non à un traitement spécifique, et à d'autres manœuvres indiquées par l'état de la gorge, du nez, peuvent donner des résultats appréciables, notamment contre les bourdonnements, l'état vertigineux, etc.

Des malades, à notre connaissance, s'en sont bien trouvés.

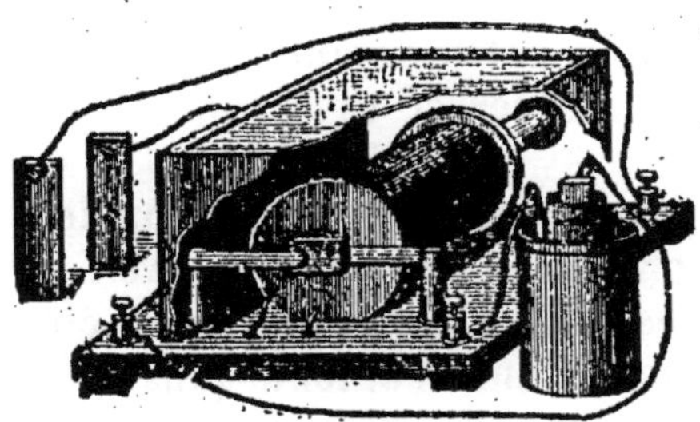

Fig. 71. — Appareil volta-faradique.

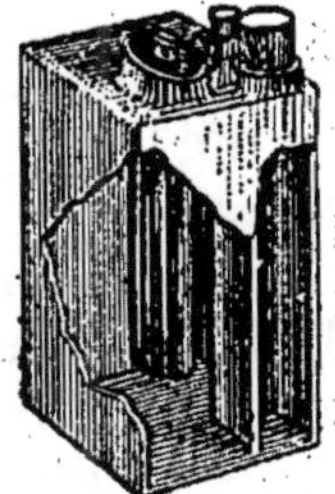

Fig. 72. — Élément d'une pile volta-faradique.

Aussi les sourds feront-ils bien de ne pas repousser, d'emblée, ce complément de traitement, si on vient à le leur offrir. Qu'ils essayent, sans néanmoins se bercer d'espoirs chimériques; ils peuvent y trouver un réel soulagement, et parfois c'est déjà beaucoup pour eux.

Mais le courant électrique, assez énergique pour rendre la vie à « l'oreille morte » en tant qu'audition, *sans tuer le malade*, est encore à trouver ; il le sera longtemps encore

Ceci dit pour montrer la confiance qu'on peut accorder à l'action des plaques métalliques, ou appareils similaires, recommandés contre la surdité.

S'il paraît certain que des courants très faibles réalisés par l'application de plaques électriques ont pu donner des résultats dans certaines maladies, il ne semble point qu'en dehors de la surdité hystérique ils aient pu avoir une action efficace. (Et on sait qu'en pareil cas la suggestion, l'imagination, jouent un grand rôle sur l'audition). De semblables appareils restent donc dans la catégorie de ceux dont il sera parlé plus loin. (V. page 72.)

La profondeur à laquelle est situé le nerf acoustique le met vraiment par trop à l'abri d'une influence électrique aussi faible, en admettant même qu'elle puisse toujours réellement se faire sentir avec un courant plus fort.

8° Rééducation auditive.

Il est certain que, comme tout autre organe, l'oreille a besoin de fonctionner pour conserver sa faculté d'entendre.

De même qu'un muscle longtemps au repos s'atrophie, que la jambe cassée, emprisonnée dans un appareil à fractures, va voir ses muscles fondre parce qu'ils ont été immobilisés; de même l'oreille qui n'entend plus que faiblement finira, faute d'exercice, à ne plus entendre du tout.

On a dit souvent que les sourds ne restaient sourds que parce que personne ne s'occupait d'eux, et qu'ennuyés de faire répéter ils finissaient par ne plus parler, pour ne plus avoir à entendre.

Ce qui est sûr, c'est que chez le sourd où toute perception n'est pas abolie, qui entend encore les bruits, sinon les sons, et quelquefois certains sons, on peut espérer, avec beaucoup de patience, obtenir des résultats par la rééducation auditive.

Et c'est en effet ce qui arrive, et qui prouve bien que tout sourd ne doit jamais cesser de se faire parler.

Aussi donc, toutes les fois que la surdité ne peut être guérie par des moyens thérapeutiques, ou une intervention chirurgicale, il peut être indiqué, chez les jeunes surtout, chez les enfants principalement, de songer à la rééducation, qui est bien, ici, parfois une véritable *éducation auditive*, par exemple, chez ceux qui se sont désintéressés d'entendre, de « prêter l'oreille », ce qui fait qu'ils ont laissé s'atrophier leurs facultés auditives.

On emploie pour les exercices acoustiques différentes sources de sons et de bruits.

Parole. — Il faut opérer avec les sourds comme avec les sourds-muets, et il faut parler à l'oreille de façon à ce que les yeux ne puissent en rien voir les lèvres. (V. page 78.)

On commence par des sons voyelles : A, O, I, etc., puis des syllabes, puis des mots, puis des phrases courtes.

Il faut une inlassable patience, au début surtout, pour répéter cinquante fois le même mot, à voix peu élevée, jusqu'à ce que l'oreille l'ait enfin perçu, sans que pour cela on ait haussé la voix. Tout d'abord le sourd n'a entendu qu'un bruit vague, qui finit par se préciser, jusqu'à ce qu'il perçoive le mot.... Il ne faut pas prolonger par trop ces exercices; quand la sensation de tension et de confusion des sons se fait sentir, il faut les interrompre. Insister serait fatiguer et décourager l'élève.

Des résultats vraiment surprenants ont été parfois obtenus dans les écoles spéciales, par la rééducation chez des enfants qui n'avaient que des traces d'audition, et cela en six mois.

Autres appareils. — On a encore employé, pour l'éducation et la rééducation auditive, des *instruments de musique*, des *sirènes*, des *diapasons**, en vue d'essayer de doter les sourds de la perception auditive de certains sons qu'ils ont perdue, ou qu'ils n'ont jamais eue.

Il a été parlé surtout, ces derniers temps, de la sirène de Marage, qui aurait, au dire de son créateur, des qualités qui en feraient à la fois un appareil d'instruction pour les

sourds-muets et de traitement, par exemple dans l'otite
scléreuse.

Nous ne sommes nullement compétent pour donner un
avis, mais la vérité nous oblige à dire qu'auristes et pro-
fesseurs ne semblent pas tous partager, pour la sirène de
Marage, l'enthousiasme de son inventeur. L'appareil sera-t-
il plus heureux dans l'avenir, contentons-nous de l'espérer.

Il est encore bien des appareils et des procédés de traitement qui pourront venir à « l'oreille » des sourds. Nous
ne les nommerons même pas. Non que leurs auteurs et
leurs inventeurs n'en soient dignes, bien au contraire. Mais
à quoi bon éveiller des espoirs que rien n'autorise ? De
ce côté encore il faut savoir attendre.

Nous nous reprocherions pourtant de ne pas consacrer
quelques pages à certaines individualités « bruyantes »,
dont les sourds doivent particulièrement se méfier.

4° Les « requins » de l'otologie.

La médecine a ses *requins :* médicastres, médecins dé-
voyés, pseudo-médecins, charlatans plus ou moins indus-
trieux, toujours prêts à exploiter le champ si vaste de la
crédulité humaine, aux dépens des praticiens conscien-
cieux. Par la nature mystérieuse de ses lésions, la rareté
des guérisons de surdités presque toujours tardivement
traitées, l'oreille ne devait pas échapper au « requin. » Et de
fait, la variété « otologiste » du squale compte parmi les
espèces les plus voraces, et les plus acharnées à la curée.

Comme l'a dit Laurens, « il existe toute une série de pra-
tiques para-otologiques, dont le résultat n'a d'autre but
que de vider la caisse des malades, sans la remplir de
son »; et, ajouterons-nous avec Chavanne, « une série non
moins nombreuse d'appareils à laisser soigneusement
dormir dans la vitrine des marchands ».

A quoi reconnaître le « requin »? — Les médecins, dont

98 °/₀ ne s'occupent guère d'otologie, n'ont aucun intérêt
à discréditer des méthodes ou des appareils qui pourraient être véritablement utiles aux sourds.

Si chacun voulait bien prendre leur avis avant de se
laisser dépouiller, il y aurait moins de dupes et d'exploités.

Malheureusement, le public est toujours le même. Il veut
être « trompé », comme la femme de Sganarelle aimait à
être battue, nous l'avons déjà dit. (V. page 43.)

D'ailleurs, comme l'a écrit, avec tant de raison, le très
distingué confrère qui voulut bien honorer d'une préface
ces quelques pages écrites spécialement pour les sourds et
leur entourage, le sourd « a un inlassable besoin d'illusions ».

Aussi ne s'occupe-t-il pas, quand il écoute un commé-
rage, lit un prospectus, ou une brochure au titre sonore et
prometteur. de la personnalité du maître, du professeur.
(C'est leur titre habituel; titre qu'ils s'octroient d'ordinaire,
d'autant plus facilement que tout le monde peut le
prendre.)

Il ne se demandera pas comment l'ouvrage a été écrit,
qui l'a signé, édité, imprimé. Jamais le sourd n'aura l'idée
de rechercher un nom, une adresse dans un annuaire
particulier, de faire une enquête dans le monde médical....
Et pourtant, que de trouvailles savoureuses lui réserve-
raient parfois de pareilles curiosités !

Jamais le sourd ne se dira qu'une découverte véritable,
comme celle qui rendrait la « vie » aux oreilles, ne passerait inaperçue, qu'elle se répandrait comme une traînée
de poudre, qu'on *verrait* les « miraculés », que les auristes
auraient d'ailleurs tout intérêt à les rechercher, ne serait-ce
que pour établir qu'ils font... mieux.

L'éternel « gogo ». — Jamais le public, aussi crédule
que les victimes du « requin », ne se demandera pourquoi, à
l'instar de certains spirites, le squale se refuse à opérer au

grand jour, en pleine lumière, c'est-à-dire sous le contrôle de « ceux qui pourraient réellement le contrôler ».

Il ne se rappelle pas ce qu'ont fait les Pasteur, les Roux, les Duclaux, les Koch et tant d'autres illustres chercheurs, livrant les résultats de leurs expériences, leurs statistiques rigoureusement établies, à l'appréciation des académies, du monde savant; conviant directement, comme Doyen, le corps médical entier à leurs opérations ou à l'examen de leurs malades.

Ne serait-ce point, pourtant, le plus grand intérêt du « requin » d'agir ainsi?

Mais non, l'éternel « gogo » aime mieux s'en rapporter aux déclarations « affichées » à prix d'or, à la quatrième page des grands quotidiens. Cela, sans songer, un seul instant, à la complaisance que met le papier à se laisser écrire, sans se rappeler que le journal est un « mur », dont certaines cases appartiennent à celui qui les paye, qu'enfin nulle feuille n'a qualité pour vérifier, ou contrôler des affirmations de cette nature... et encore moins d'intérêt à le faire.

Comment le « requin » opère des miracles. — Mais il y a des guérisons! dira-t-on. Peut-être; toutefois, qui a vu antérieurement les malades, qui a posé le diagnostic?

N'y a-t-il pas d'ailleurs des hystériques sourdes, capables de guérir par « persuasion », comme disait Desprès, par « suggestion », dit-on maintenant (V. page 28). Il y a des personnes ayant un simple catarrhe des trompes, que tout le monde eût guéries comme lui, par un traitement très simple, et dont le « requin » a tôt fait de transformer la cure en une guérison miraculeuse.

Car si le « requin » sait à quoi s'en tenir, n'étant pas toujours le très complet ignorant qu'on pense, il ne manque pas d'attribuer le succès à l'appareil ingénieux, à la méthode merveilleuse, toujours *aussi efficace qu'inoffensive, farado-auriculo-galvanique* ou autre (coût : 50 fr., par poste recommandée, médicaments en sus).

N'a-t-il pas, de plus, sa mine d'or, les fameux bouchons de cérumen, dont l'extraction rend souvent, et instantanément, l'audition aux sourds?

« Le malade, préalablement soumis pendant quinze jours à notre méthode, l'opération a été pratiquée par le maître, avec sa maëstria habituelle, et avec un succès complet (?). Dans la ville de X. on ne parle que de cela. »

Voilà ce qu'on pourra lire le lendemain, et des mois durant, dans tous les journaux de France et de Navarre qui n'oublient qu'un détail, la note des honoraires !

L'avenir de la surdité. — Est-ce à dire que jamais personne ne trouvera le moyen de rendre l'ouïe, au moins partiellement, à un très grand nombre de sourds réputés aujourd'hui incurables? Beaucoup croient le contraire; nous n'avons aucun scrupule à partager leur opinion.

Les sourds qui jouissent de parcelles d'audition, preuve que la vie auditive n'est pas encore absolument éteinte chez eux (et ils sont fort nombreux), ne doivent jamais désespérer. La science a fait d'autres miracles; et tant qu'une étincelle persiste à briller sous la cendre, nul ne peut affirmer qu'un souffle puissant ne ranimera jamais le foyer.

Que les sourds ne l'oublient jamais, et que, sans vouloir par trop se nourrir d'illusions chimériques, ils opposent à l'éternelle désespérance l'idée plus réconfortante de la foi dans l'avenir, et d'un éternel espoir ! Comment s'opérera le miracle, peu importe ; jusqu'à maintenant personne ne saurait le dire... et certes beaucoup de ceux qui liront ces lignes ne le verront sans doute jamais (1).

Raison de plus pour eux de demander, s'ils sont com-

(1) Gélineau pensait qu'un jour arriverait où il serait possible de faire parvenir directement les sons aux centres nerveux. Serait-ce suffisant ? La chirurgie de l'avenir nous le dira peut-être. (Gélineau, *loc. cit.*)

plètement sourds, et même sans attendre jusque-là, à la
méthode qui nous reste à décrire, ce que leur ouïe ne peut
plus leur accorder.

5° La lecture sur les lèvres.

Son histoire. — Le premier homme qui fut sourd ne
manqua pas de regarder fixement la bouche de ceux qui
lui parlaient, pour chercher à deviner ce qu'il ne pouvait
entendre.

Ainsi, de même que le sourd créa la prothèse auriculaire (V. page 64) en inventant le cornet d'un geste instinctif,
de même le premier humain sourd fut le véritable inventeur de la lecture sur les lèvres. D'ailleurs les entendants
eux-mêmes y ont parfois recours. Exemples : les écoliers en
classe, les ouvriers dans les ateliers bruyants, arrivent
ainsi à communiquer à distance, sans émettre de sons. Des
sourds, à force de patience, sont arrivés seuls, également,
à la « lecture faciale », comme l'appelle encore Bulwer.

C'est surtout pour les sourds-muets qu'on songea d'abord
à utiliser la méthode, et dès 1620 l'Espagnol Bonet ensei-
gnait, avec grand succès, la lecture labiale à ses élèves.
Gaspard Schott, jésuite allemand, vit en 1642 des sourds-
muets qui lisaient avec sûreté sur les lèvres, et en 1648
Bulwer nous parle d'Anglais qui en faisaient tout autant.
Même affirmation de Le Cat, en 1700, en France. (E. Drouot.)

L'abbé de l'Épée, qui fut l'apôtre zélé de la *dactylologie*
(méthode des signes par les doigts), connut la lecture sur
les lèvres. C'est lui qui affirma le premier, dans un de ses
ouvrages, que les sourds-muets ne seraient rendus à la
société que le jour où ils pourraient parler, et comprendre
au seul mouvement des lèvres: Péreire, le Dr Itard, firent
même des essais à ce sujet.

Le baron de Gérando, grand philanthrope, s'étant occupé
de l'éducation des sourds-muets, vit de suite les services
qu'on pouvait retirer de la lecture labiale. Il soutenait
même que, à voir les mouvements des lèvres, le sourd qui

avait entendu antérieurement finissait par avoir la notion très nette qu'il entendait réellement les sons, comme si le mouvement des lèvres réveillait chez lui les images auditives; fait depuis reconnu parfaitement exact.

En 1841, le Dr Schmaltz, de Dresde, professeur à l'Institu-

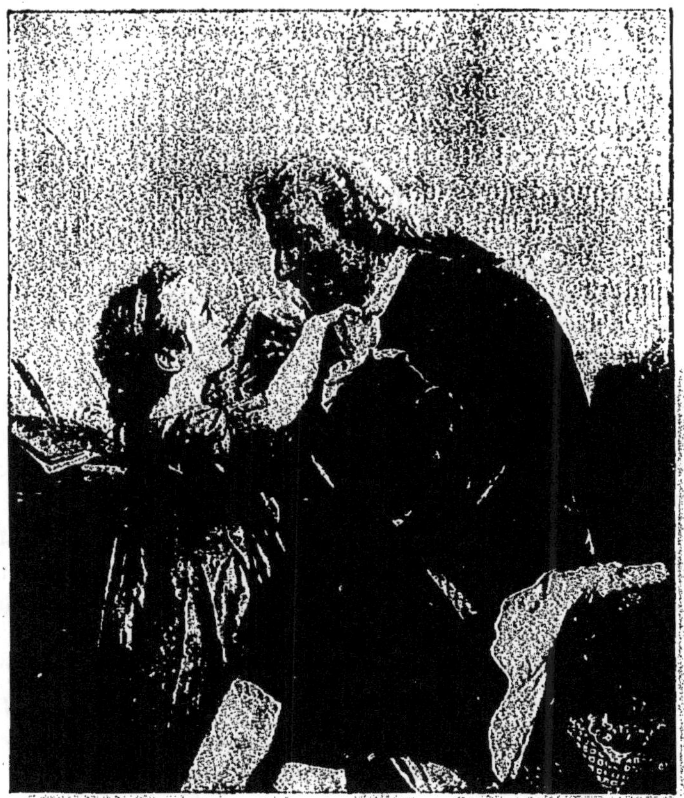

Fig. 73. — J.-R. Péreire apprenant à parler à une enfant sourde-muette.
Fac-similé du tableau de Lenepveu.

tion des Sourds-muets, préconisa, pour l'enseignement des élèves, la lecture labiale.

Et depuis 1880 la dactylologie dut partout lui céder la

place. Nous avons vu, à la Deuxième Section de cette brochure (page 18), les progrès énormes réalisés en Amérique par la méthode orale.

A l'Institut national des Sourds-muets, à Paris, la méthode orale est la seule admise, et il en est de même dans les autres établissements et écoles à l'usage des sourds-muets et des sourds-parlants.

Ce qu'est la lecture sur les lèvres. — La lecture sur les lèvres ou *lecture faciale* « est l'art subtil grâce auquel on peut, avec un œil attentif, *entendre* ce que dit une personne quelconque, d'après le mouvement de ses lèvres » (Bulwer).

Le sourd-parlant saisit le sens du discours aux seuls mouvements des organes qui produisent le son ; alors que les entendants perçoivent la parole quand elle *arrive* à l'oreille, le sourd la perçoit quand elle *part* de la bouche.

Tous les sourds-muets intelligents, et qui voient assez, arrivent, avec du travail et de la patience, à reconnaître la pa. ole, non pas seulement de leurs maîtres, mais de toute personne qui articule naturellement, avec netteté, sans excès, ne parlant ni trop vite, ni trop lentement.

Il est facile de comprendre que si un sourd-muet de naissance peut ainsi apprendre à lire la parole, les sourds qui ont antérieurement entendu, et qui ont l'usage de la parole, sont autrement favorisés sous ce rapport.

Et, en réalité, la pratique montre que *quelques mois d'études suffisent, la plupart du temps, à mettre un sourd adulte en état de lire sur les lèvres, alors qu'il faut pour obtenir ce même résultat plusieurs années avec un sourd-muet.*

L'âge des sourds n'a, d'après les professionnels, aucune importance, et des personnes ayant depuis longtemps dépassé la soixantaine y ont parfaitement réussi.

Combien la méthode est sûre. — La méthode est sûre, à ce point que les sourds-muets reproduisent jusqu'aux fautes qu'on peut faire en leur parlant, avec ou sans intention.

Dites : le *chapeau*, la *mouchoir*, ils répéteront : le chapeau, la mouchoir, quitte à corriger de suite la faute, s'ils sont suffisamment avancés dans leur instruction.

Certains sourds dissimulent si bien leur infirmité, que personne ne s'en s'aperçoit. On en a vu se présenter aux écoles, d'autres continuent à aller dans le monde sans se trouver le moins du monde gênés par le manque d'audition. Mme G. Bell dit que ce mode de lecture est un « don inestimable ». La femme du grand ingénieur nous apprend qu'elle peut lire des heures entières sur les lèvres, et suivre, sans se tromper d'un mot, les conversations les plus ardues. Il n'y a guère que les noms inconnus, ou les noms propres, qui ne soient pas perçus (on se fait indiquer les lettres).

Comment on apprend à lire sur les lèvres. — Il n'existe pour le français que *trente* sons différents à distinguer :

1° 12 voyelles, dont 8 simples :

     A, O-OU, È, É, I, EU-U ;

et 4 sons nasaux : AN, ON, IN, UN ;

2° 18 consonnes :

     3 explosives et 3 sifflantes fortes : P, T, K, F, S, CH ;
     6 sonores correspondantes : B, D, G, V, Z, J ;
     2 vibrantes : L, R ;
     3 nasales : M, N, GN ;

Enfin l'articulation ILL.

Ces trente éléments *phonétiques*, impossibles à confondre entre eux, sont vite distingués par une oreille exercée. Pourquoi ? parce qu'ils ne sont pas émis de la même façon par les organes de la phonation, le *larynx*, et ses accessoires : la *langue*, les *lèvres*, les *joues*, les *dents*.

Il y a donc une position particulière de ces derniers organes pour chaque son ; c'est ce que l'œil doit saisir,

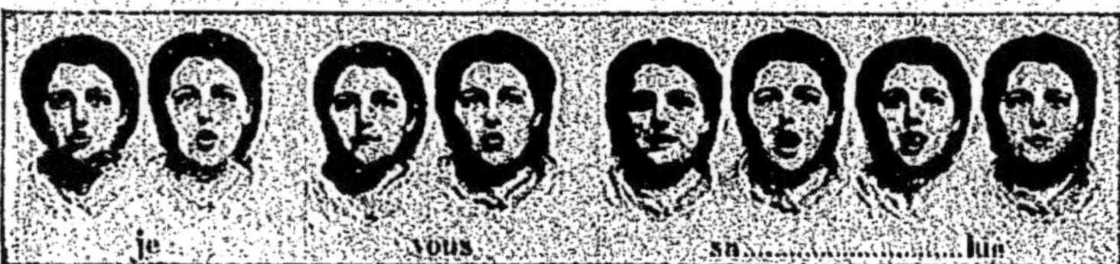

Phot. de M. Baguer, directeur de l'Institut des Sourds-muets d'Asnières.

Fig. 74. — Lecture sur les lèvres, lecture courante.

pour arriver à lire sur les lèvres, et ce à quoi il réussit très bien. Non qu'il arrive à distinguer entre eux tous les sons, mais parce qu'il devine ceux qu'il ne peut distinguer des autres.

Bientôt, après avoir lu les parties qui composent les mots, les lettres, les syllabes, *le sourd finit par voir l'image que fait chaque mot* (fig. 74). De même qu'il nous suffit de voir une partie des lettres d'un mot, quand nous lisons, pour deviner les autres, au sens de la phrase, de même le sourd exercé devine bientôt, autant qu'il ne lit sur le visage, le sens des paroles qu'on lui adresse. Non seulement il connaît *l'image faciale* de bien des mots, mais son intelligence supplée à ce que l'œil ne lui permet pas d'acquérir.

Dans le cours d'une phrase, il voit bien s'il s'agit d'un *doigt* ou d'un *toit*, d'un *pont* ou d'un *pot*, de *pois* ou de *bois*, etc. (E. Drouot.)

La meilleure méthode pour apprendre à lire sur les lèvres. — Pour bien apprendre à lire sur les lèvres, et c'est indispensable surtout pour les débutants (1), il faut faire choix d'un maître *expérimenté*, connaissant parfaitement la méthode, et ayant l'habitude de l'enseigner.

(1) Très rares sont les personnes qui sont parvenues seules à un résultat, au prix des plus grands efforts, et d'années de patience. Comme les enfants ayant appris à lire sans maître et sans méthode, elles sont inférieures, de beaucoup aux sourds ayant reçu une instruction méthodique.

Il faut apprendre à connaître les sons, ceux qui se ressemblent le moins entre eux d'abord : A, O, OU ; I, U, P, T ; C, F.. et rapprocher ensuite ceux qui entre eux se ressemblent davantage : A, É, È, I, E, O, T, D et N, P, M.

Il faut faire des exercices de syllabation : PA, PO, TA, TO, PATO, TAPO, etc., avant d'arriver aux mots, surtout aux phrases.

C'est la gamme, le solfège, l'alphabet de la méthode ; c'est fastidieux, mais indispensable : il n'y a jamais de roses sans épines.

Une heure à une heure et demie de lecture suffisent chaque jour, surtout au début, et pour ne pas se fatiguer.

Si l'élève est complètement sourd, on peut utiliser l'écriture, pour lui indiquer les mots prononcés par le maître. Mais dans ces conditions il apprend plus vite que celui qui entend encore un peu, ne pouvant en rien se fier à son ouïe.

Le sourd est en face du maître, à cinquante centimètres, un mètre, de lui, au plus. Le visage au début sera bien éclairé chez celui qui parle. La parole doit être nette, naturelle ; et c'est pour cela que les personnes étrangères à l'art de parler sur les lèvres qui veulent enseigner (ce qui n'est pas donné à tout le monde), exagérant l'articulation, rendent plutôt mauvais service aux sourds. *On doit parler naturellement.*

Néanmoins l'élève pourra s'exercer lui-même, au bout de peu de jours, avec des personnes de son entourage, ou en se regardant dans une glace ; et bientôt, avec de la patience et des efforts soutenus, il s'apercevra combien il a fait de progrès. Dès lors le résultat complet ne sera plus qu'une question de semaines, de deux à trois mois.

En vue de bien faire comprendre à chacun la nécessité d'une étude méthodique, on ne saurait trop engager toute personne désireuse d'apprendre la méthode labiale à se munir, tout d'abord, de l'excellent petit ouvrage du P' Ad. Bellangé, de l'Institution nationale des Sourds-muets, à Paris.

Se placer alors devant une glace, et se rendre compte, pour chacun des 17 groupes dans lesquels le distingué spécialiste répartit les 31 sons phonétiques de la langue française, de la position des organes.

Pour les débutants, qui seraient dans l'impossibilité de recevoir à ce moment les leçons d'un maître (ce que nous regardons comme indispensable, pour s'éviter des peines, des tâtonnements, et souvent le découragement), il nous semble qu'il vaut mieux s'en tenir, tout d'abord, aux 12 groupes suivants :

A É È	P B M	T D N
O OU E EU	F V	L R
I	CH J	C (K. QUE) G, GN, ILL
U	S Z	AN, ON, IN, UN

On notera que la position et les mouvements des lèvres, de la langue, des dents, de la mâchoire, parfois des joues, des ailes du nez, sont différents et *caractéristiques* pour chacun de ces groupes.

Quiconque commence à les saisir nettement lit déjà sur les lèvres. Peu importe, en effet, qu'il y lise : *Ponchour Bonzieur*, pour Bonjour Monsieur ; *foulé fou fenir?* pour voulez-vous venir? *André tonc izi*, pour Entrez donc ici ; *gafé fou?* pour qu'avez-vous? etc.

Il pourra dès lors comprendre bien des choses, mais répétons-le, il ne peut espérer seul aller plus loin, arriver à établir la distinction entre les lettres d'un même groupe, en un mot *à lire véritablement sur les lèvres*, qu'en multipliant les exercices de syllabation et d'articulation, pendant quelques mois, avec un bon professeur choisi parmi les spécialistes. L'*Œuvre des Sourds-parlants* (V. page 98) les lui fera connaître, car elle en compte, un grand nombre, parmi ses assistants.

Conseils à tous. — Vous qui êtes sourds, ou menacés de le devenir, n'attendez donc jamais. Souvenez-vous de l'exemple de Mme G. Bell, et de tant d'autres; apprenez à lire sur les lèvres. Que risquez-vous ? absolument rien, en admettant même que vous puissiez arriver à vous guérir…. Vous aurez d'abord l'avantage de surprendre parfois bien des gens qui, croyant que vous ne les comprenez pas, seront fort étonnés de s'apercevoir du contraire ; ce sera là votre première satisfaction. Vous arriverez ensuite rapidement à pouvoir suivre presque toutes les conversations, et peu à peu à reconquérir votre rang parmi vos semblables. Vous retrouverez en partie, au soleil, cette place, si péniblement conquise, qu'il vous avait fallu, la mort dans l'âme, temporairement abandonner; vous renaîtrez à la vie. Alors le tableau sombre que l'auteur a dû tracer, ci-après, de la vie du sourd, ne sera plus pour vous qu'un cauchemar lointain, un mauvais rêve, qu'un réveil joyeux suit à l'aube, s'enfonçant lentement dans les ténèbres de la nuit !

Pour les personnes désireuses d'approfondir cette question de la lecture sur les lèvres, nous donnons ici l'indication de quelques petits ouvrages utiles et intéressants. On pourra se les procurer rue Saint-Jacques, 254, à Paris, à l'Institution nationale des Sourds-muets (Atelier typographique) :

Les sourds entendent, les muets parlent, par H. DE WEINDEL.

L'Assistance des enfants anormaux à Paris, par Marcel BOURNEVILLE.

Faut-il des maîtres spéciaux pour instruire les sourds-muets, par B. THOLLON.

La chronophotographie de la parole, par H. MARICHELLE.

Et surtout :

La lecture sur les lèvres mise à la portée des personnes devenues sourdes, par Ad. BÉLANGER.

La lecture sur les lèvres pour suppléer l'ouïe chez les sourds de tout âge, par E. DROUOT (1).

(1) Voir en outre à l'Appendice, *L'Œuvre des Sourds-parlants*, p. 98.

Le sourd dans la vie

La surdité exerce-t-elle sur l'état psychique * du sourd une influence incontestable? Il n'en faut pas douter; surtout chez les personnes devenues sourdes, en dehors de l'enfance. Mais, est-il vrai que le sourd soit toujours le méfiant, le jaloux, le sournois, le rancunier, etc., que certains s'obstineraient volontiers à voir en lui? C'est bien mal les connaître que de le supposer, et il faut les avoir bien peu observés et suivis pour le prétendre.

1° Psychologie du sourd.

En vérité, il en est des sourds comme de tous les êtres humains, avec leurs qualités bonnes et mauvaises, leurs défauts et leurs vices. D'une façon générale, on peut dire qu'il y a de bons et de mauvais sourds, de même qu'il y a de braves gens et... d'autres.

Toutes conditions de situation sociale, d'éducation, d'instruction mises à part, il est permis de séparer les personnes atteintes de surdité prononcée, surtout très prononcée, en deux grandes classes : les *égoïstes* et les *altruistes*.

Le mauvais sourd. — L'égoïste, habitué à ne voir jamais que lui, rien que lui, partout, est en général un mauvais sourd, et comme tel il est aussi le plus malheureux.

C'est lui qui fuit toute société, s'isole, même des siens, se concentre dans sa douleur, « cuit dans son fiel ».

Il est un véritable paria, il le sait, il le déclare. Il ne veut ni comprendre, ni jamais réagir, encore moins se résigner. Pourquoi? Parce que regardant toujours au-dessus de lui, non aux alentours, encore moins au-dessous, il n'aperçoit ni les siens, dont l'affection grandie lui est conservée, ni les malheureux de toutes sortes, pour certains desquels il est encore un objet d'envie...

Jamais il ne lui viendra à l'idée de considérer qu'il y a des sourds aveugles, d'autres que torturent la goutte et les rhumatismes, d'autres sourds encore que ronge un affreux cancer, d'autres qui s'éteignent dans le gâtisme, ou qu'étreint la paralysie générale!... Que lui importent les autres!

C'est ainsi qu'il peut devenir l'être insupportable, parfois méchant que chacun redoute ; car on le sait artisan de mal. « C'est bien lui qui empoisonne sa propre existence, et sème le découragement dans l'âme de ceux qui le chérissent. » (Gélineau.)

Le bon sourd. — L'autre sourd, l'altruiste, celui que son caractère, son penchant à la bonté naturelle, ses occupations, son genre de vie, inclinent plutôt à la jovialité et à une plus juste appréciation des maux et des misères d'autrui, est d'abord bien moins accessible au découragement.

S'il possède de «l'estomac», c'est-à-dire une bonne santé en même temps que de la force d'âme, il ne sera pas toujours l'être insupportable qu'est le mauvais sourd; il ne sera jamais constamment triste.

Solitaire, oui sans doute, mais par nécessité, nullement par antipathie pour ses semblables; par un sentiment de convenance qui lui fait toujours craindre d'être importun, de s'imposer, de gêner par sa présence, et d'être une cause d'ennui pour ceux avec qui il voudrait essayer de converser, en les forçant à élever la voix ; et aussi, il faut le dire, parce que personne n'aime à faire étalage de son infériorité. Mais quelle joie pour lui si quelqu'un veut bien lui faire l'aumône d'un peu d'attention, pousser de temps à autre la générosité jusqu'à l'écouter, *lui*, ne serait-ce que quelques minutes! Il ne sera pas éloigné de vouer à une telle personne un véritable culte, *car le sourd ne s'isole tout à fait que quand il se sent mis à l'écart.*

Au lieu de s'abandonner à un stérile désespoir, qui ne fait qu'aggraver sa peine, le bon sourd cherche à se relever à ses propres yeux, et à se grandir aux yeux de tous, par le travail, le culte du bien et du beau.

Les occupations du sourd. — Cultivé, le sourd se fera peintre, sculpteur, graveur, dessinateur; il reprendra les études de sa jeunesse, les orientant vers une voie nouvelle; il deviendra publiciste, auteur, inventeur. Il sera le grand ami des livres, qui le lui rendront bien, car eux, du moins, ne l'abandonneront jamais...

Artisan, il poursuivra à ses heures de loisir la réalisation de quelque ingénieux mécanisme, ou l'accomplissement d'un de ces chefs-d'œuvre d'attention et de patience dont les âges antérieurs nous ont laissé de merveilleux spécimens. Et les femmes, aux doigts de fée, ne seront pas les dernières à donner naissance à de véritables prodiges.

Riche, à l'abri du besoin, libre de lui-même et de ses instants, le sourd se fera collectionneur, bibliophile, antiquaire, globe-trotter, et partout protecteur des lettres, des arts et des malheureux. Il ira semant le bien sur son passage, récoltant à chaque instant tout le long de sa route, dans l'accomplissement de l'œuvre de goût et de bonté, des jouissances ineffables, qui le consoleront de bien des déboires.

Les distractions du sourd. — Le sourd n'ira pas dans le monde; qu'irait-il y faire, sinon réveiller, à tout moment, les sentiments pénibles qui s'agitent trop souvent au plus profond de son être, et ranimer inutilement le vieux levain de ses rancœurs?

Pour lui, plus de visites, de fêtes mondaines, d'assistance à des banquets, à des spectacles, à des cérémonies, où la constatation de son impuissance et de son infériorité ne ferait qu'aviver l'amertume de ses regrets.

En revanche, il sera un fervent des bibliothèques, des musées, des expositions, des concours sportifs. Le cirque, le cinéma, avec ses extraordinaires et étourdissantes féeries, lui procureront de délicieux moments d'oubli et de distraction. Ceux-ci feront agréablement diversion aux idées sérieuses, et à des occupations intellectuelles qu'il n'a que trop tendance à poursuivre, un peu partout.

C'est pour la même raison que le sourd, encore jeune surtout, s'adonnera aux sports : la marche, l'escrime, l'aviron, l'alpinisme, l'équitation, s'il n'a pas de vertiges, ni de troubles de l'équilibre.

Il pourra, dans ces conditions, faire également de la bicyclette, de l'auto, de la gymnastique... Toutefois agira-t-il sagement en ne s'aventurant jamais seul, s'il aime à courir les routes; c'est plus prudent. Et jamais, au grand jamais, ne cédera-t-il à la tentation de conduire lui-même un véhicule quel qu'il soit.

Dans les conditions actuelles de la circulation, à tout moment il est aussi indispensable de savoir ce qu'on peut avoir derrière soi que de voir ce qu'on a devant, cette recommandation, qu'on le sache bien, est donc de la plus haute importance, pour celui qui sait ne pouvoir plus compter sur ses oreilles.

Sans doute, dira-t-on, pour envisager de la sorte la vie par son bon côté, il faudra au sourd une fameuse dose de philosophie. C'est possible, mais tout vient à point à qui sait... s'y prendre.

Crises émotives chez le sourd. — Il est certain que les choses ne vont pas toujours toutes seules, au début principalement.

La vie du sourd n'est pas, elle non plus, sans compter bien des orages. Surtout si la surdité s'accompagne de quelques-uns de ces affreux symptômes nerveux, supplices que la cruauté chinoise elle-même n'inventerait pas, et que les pires criminels n'oseraient jamais infliger à leurs victimes !

A percevoir, pendant plusieurs jours et plusieurs nuits, des bruits étranges, qui ne laissent au malheureux sourd pas une minute de répit, qui hurlent, grincent, sifflent à son oreille endolorie, il est bien excusable d'éprouver parfois un peu de nervosisme.

Une âme fière ne se courbe pas facilement et du premier coup devant l'inéluctable. Elle n'acceptera jamais, sans quelque protestation, une déchéance par trop réelle, dont elle souffre d'autant plus qu'elle veut éviter de le laisser paraître, une catastrophe qui ruine des rêves d'avenir, et des espérances parfaitement légitimes.

Tel le coursier qui regimbe, impatient sous l'éperon qui l'aiguillonne ou la cravache qui le cingle, le sourd, lui aussi parfois, se cabre contre l'adversité; nul ne devrait songer à lui en faire un crime.

Aussi ne faut-il pas s'étonner de manifestations émotives que peut présenter, de temps à autre, le sourd, fût-il le meilleur, à propos d'une contrariété ou d'une souffrance dont l'acuité surpasse la moyenne de celles que l'habitude lui fait d'ordinaire mieux supporter.

Plus superficielles toutefois que profondes, ce sont, chez lui, des crises de colère ou de larmes, qui succèdent à des bouillonnements intérieurs parfois longtemps contenus. C'est là l'image de ces éruptions en quelque sorte providentielles qui, de temps à autre, secouent le sol des contrées volcaniques, et lui assurent, souvent pour de longues périodes, une relative stabilité.

2° Le public et les sourds.

Mais le sourd est néanmoins malheureux ! Trop de satisfactions de toutes sortes lui font défaut, pour que, quelque puisse être sa force de volonté, il n'en soit pas souvent ainsi.

Le public ignore la surdité. — L'attitude du public à son égard n'est pas faite d'ailleurs pour modifier son état d'âme, et la tournure d'un esprit qui serait à moins mélancolique. « Sourd comme un pot » est une expression bien anodine sans doute, mais qui ne témoigne guère d'un sentiment bien sympathique à l'égard des sourds, ni d'une compréhension très exacte de ce que peut être leur triste état.

Car le public ignore la surdité; aussi se désintéresse-t-il des sourds. S'il réserve à l'aveugle sa commisération la plus profonde, s'il l'entoure des plus respectueuses prévenances, c'est que chacun comprend aisément ce que peut être la privation de la lumière....

On plaindra, par expérience, le malheureux que torture une rage de dents, ou que tord une colique atroce, l'estropié qu'une claudication rend difforme, le sourd-muet, privé de l'usage de la parole, parce que par la pensée chacun se met aisément à leur place; *et puis cela se voit.*

Mais être sourd ! Qu'est-ce cela? Se boucher les oreilles n'a jamais fait souffrir personne, et d'ailleurs n'entend-on pas suffisamment?

Mais non; le sourd est un grognon, un ennuyeux, un importun; pour un peu, certains l'accuseraient de simuler la surdité. Et s'il vient parfois à dire qu'il souffre, il y a toujours des augures pour lui faire parfaitement « entendre » que, pour le moins, il doit exagérer !

Que de gens dont le regard trahit plus qu'il ne l'exprime le fond de leur pensée à cet égard, et qui traitent la surdité comme une bagatelle sans importance pour qui la subit, en revanche fort désagréable pour les autres !

Comment donc ! un monsieur à qui il faut parler lentement, posément, haut et fort; une dame à laquelle il conviendrait d'écrire ce qu'on voudrait peut-être bien lui transmettre... est-ce possible, est-ce prudent? et puis quelle perte de temps, quelle fatigue, quel ennui !

D'ailleurs, le sourd n'est-il pas souvent un être inférieur, dans l'enfance « un dégénéré », plus tard tout au plus un « ex intelligent »? Un sourd, mais ça a l'air « bête », n'est-ce pas, Madame?

Ainsi s'en vont disant, bon nombre de prétendus intellectuels peut-être, qui eux certainement ne seront jamais des *ex-intelligents...* et pour cause !

Ainsi font, d'une façon plus ou moins consciente, le vide autour du sourd les gens *éternellement pressés !* les incapables (en action) du plus petit sacrifice.

Ainsi s'enfuient trop souvent, les uns après les autres, beaucoup des amis du sourd, de ceux-là mêmes sur qui il croyait pouvoir le plus compter....

Souffre-douleur dans l'enfance, isolé dans son âge mûr, jamais personne mieux que le sourd n'a compris les vers du poète latin, quand s'apercevant un jour qu'il est « seul », il ne peut plus se dissimuler que « l'heure sombre » ait sonné pour lui !

> *Donec felix eris, multos numerabis amicos,*
> *Tempora si fuerint nubila, solus eris.*

La surdité au théâtre. — Et qu'on n'aille point voir en tout ceci l'expression d'exagérations pessimistes.

Suivez le sourd dans la littérature, au théâtre, et dites combien vous en connaissez qui n'y aient pas été présentés sous un jour plutôt ridicule.

Sans parler de folliculaires dénués « d'entendement », tombés bêtement dans ce détestable travers qui les a parfois conduits jusqu'au mot cruel, que d'auteurs estimables ont, par légèreté, bafoué le sourd, faisant preuve en cela de moins de charité et de perspicacité que de talent !

L'écrivain assez avisé, assez psychologue, pour porter un jour à la scène la surdité sous son véritable jour rendrait à la cause de ces malheureux un service dont il ne peut en rien soupçonner l'étendue, et aurait droit à toute leur reconnaissance.

Résignation. — Sans doute, le sourd philosophe et bon enfant sait se mettre au-dessus de pareilles misères;

il hausse les épaules, il est le premier à en rire. Il sait « que le chien aboie, mais que la caravane passe »; et qu'à l'infortune, fût-elle la plus grande, le « coup de pied de l'âne » n'a jamais manqué !

Il se dit qu'après tout, pour l'homme capable de s'élever au-dessus d'appétits misérables, la vie terrestre ne peut être qu'une phase, la plus prosaïque, de son existence, et que pour illuminer dans l'au-delà l'éternel renouveau des êtres immatérialisés par la souffrance, il restera toujours au ciel assez d'étoiles que les plus audacieux ne pourront jamais éteindre !...

Mais voilà, tout le monde ne peut, ni ne sait être philosophe. Le sourd qui ne l'est pas, trop enclin déjà à rendre ses semblables complices de la seule injustice du sort, souffre cruellement de petites méchancetés imbéciles. Certains mots lus, certaines constatations l'impressionnent beaucoup plus qu'il ne conviendrait, et lui font doublement ressentir l'acuité de son infortune.

3° L'entourage du sourd.

Ce sont là toutes choses que le public ne comprend pas assez.

Mais ceux et celles qui entourent de soins pieux la personne aimée que son infirmité leur a rendue plus chère les ont admirablement saisies. Tous et toutes réservent aux sourds le meilleur de leur âme et de leurs attentions.... Combien ces personnes mériteraient de faire école !...

Et vous aussi, savants généreux, qui après avoir scruté la surdité jusque dans ses plus profonds mystères, vous vous honorez autant par la bonté que par le mérite en réservant aux sourds vos sympathies les plus ardentes et les plus cordiales !...

Comment se comporter avec un sourd. — Un peu

de patience, d'attention, ne jamais manifester d'irritation s'il fait répéter, ne pas lui crier brutalement aux oreilles, ne jamais lui couper la parole, sont-ce là choses bien difficiles pour les personnes qui vivent avec un sourd? Est-ce trop demander même à des personnes qui lui sont étrangères, et dont l'éducation s'est quelque peu perfectionnée depuis « l'âge de pierre »?

Montrer au sourd qu'on s'intéresse à lui, le tenir au courant quelque peu de ce qui se passe aux alentours, fût-il pour cela nécessaire de prendre le crayon ou la plume dix minutes chaque jour, sont-ce là toutes complications irréalisables? S'il se plaint parfois, ne jamais opposer à ses doléances un front impénétrable; le sourd n'en demande pas davantage. Il saisira toujours, ne serait-ce que d'instinct, le mot qui relève et console; et alors même qu'il ne pourrait les lire sur les lèvres, jamais les paroles qui viennent du cœur ne sauraient lui échapper! Apprendre la dactylologie, la phonomimique, savoir comment on va lui faciliter la « lecture faciale » (V. page 78) doivent aussi, et de bonne heure, préoccuper l'entourage du sourd.

Que de philanthropes, au lieu de s'épancher copieusement en de talentueux discours académiques, ou en d'interminables colonnes de journaux, s'honoreraient davantage et feraient, s'ils le voulaient, d'excellente besogne bien plus pratique.... Il leur suffirait de prêcher parfois à tous le culte de la surdité, et le respect dû au sourd. Et ceci par l'action, par l'exemple, en vulgarisant, à l'extrême, les moyens de diminuer le nombre des sourds, et l'emploi des méthodes de communication si simples, qui permettent de leur venir en aide. (V. page 98.)

4° Le sourd dans la lutte pour l'existence.

Le sourd n'a point seulement à s'occuper de se créer des distractions, qui viendront l'arracher à son obsédante infirmité. Avant tout il lui faut vivre, et, dans l'immense majorité des cas, son premier souci sera d'assurer la « matérielle ». Donc il lui faut un état, une profession, surtout s'il est encore jeune.

Mais l'âge auquel il a perdu l'ouïe, en partie ou en totalité, joue un rôle très important pour lui dans la lutte pour l'existence.

Il paraît démontré par la statistique de Bell :

1° Que 51,6 % des individus devenus sourds dans l'enfance gagnent aisément leur vie, moyenne qui tombe à 36,8 % pour les adultes devenus sourds.

2° D'autre part, 51,1 % des sourds *en totalité*, devenus pour la plupart sourds étant enfants, se trouveraient à l'abri du besoin, contre 39,5 % de sourds *partiels* devenus sourds à l'âge adulte !...

Est-ce un paradoxe ? — Au premier abord, cela semble paradoxal ; on serait donc d'autant moins gêné par la surdité qu'elle serait plus prononcée et de date plus ancienne.

Rien n'est pourtant plus compréhensible.

Il vaut mieux devenir, à tous points de vue, sourd très jeune que plus tard. D'abord, de même que celui qui a moins possédé, souffre moins plus tard de l'indigence, de même l'enfant sourd tout jeune est celui que la surdité affectera *moralement* le moins. Or on sait à quel point le moral réagit sur le *physique*. Il y aura donc chez ce sourd une sorte d'accoutumance à son triste état; mais surtout il aura pu profiter d'une instruction spéciale (V. page 112), non seulement générale, mais professionnelle. Et cette instruction lui sera d'autant plus concédée qu'il se trouvera plus sourd, plus complètement sourd.

Celui qui devient sourd sur le tard est, au contraire, obligé souvent de changer de profession, de carrière. Ceci, parfois, à un âge où il devient très difficile de faire autre chose que ce qu'on a fait dès sa première jeunesse. Une surdité, ne fût-elle pas absolue, désorganise alors trop souvent une existence.

Neuf fois sur dix le sourd perdra au change, et sa situation s'en trouvera matériellement et moralement amoindrie. Surtout s'il avait une profession, un état, un métier exigeant un contact constant avec ses semblables, et la possession d'une ouïe suffisante pour l'exercer. Car jamais une personne réellement consciencieuse ne pourra sans une souffrance morale, parfois inouïe, se sentir en état d'infériorité sur ce point.

Ce que peut faire le sourd — Ces réserves faites, il est une masse de professions et de situations qui conviennent aux sourds.

Beaucoup d'entre eux y excellent ; réponse péremptoire à quelques-uns qui ne seraient bientôt pas éloignés de les classer quelque peu au rang « des frères inférieurs ».

Aussi voyons-nous aux États-Unis, sur 34 142 sourds qui gagnent aisément leur vie :

> 14 608 occupant des métiers agricoles ;
> 9 412 — des carrières industrielles ;
> 5 316 hôteliers, restaurateurs, coiffeurs, domestiques ,
> 2 296 s'occupant du commerce des transports ;
> 1 080 exerçant des professions libérales.

Ce qu'il ne doit pas faire. — Il est bon de rappeler à ce sujet qu'aux États-Unis, la *méthode orale* dans l'instruction des sourds-muets étant sans cesse en progrès, les sourds eux-mêmes finissent par la connaître davantage. Nous avons la conviction que le jour où la lecture de la parole sur les lèvres sera connue de tous les sourds, la lutte pour l'existence deviendra pour eux de moins en moins difficile, et la vie de relations moins pénible.

Toutefois il y aura toujours des professions, des métiers qui leur seront forcément fermés ; non seulement parce que chez eux l'audition est nulle ou insuffisante, mais parce que la surdité acquise (en général à un âge plutôt avancé) sera accompagnée soit de nervosisme, soit de symptômes accessoires. Tels les vertiges, les troubles de l'équilibre. On comprend bien un maçon sourd ; on ne le voit pas vertigineux ; encore moins comprendrait-on un couvreur, un cavalier, un gymnasiarque ou un acrobate sujet à des manifestations de ce genre.

D'autre part, le nervosisme doit mettre le sourd en défiance vis-à-vis d'entreprises auxquelles il pourrait se croire suffisamment préparé par ses antécédents, ses connaissances et son énergie. On le dit parfois défiant, soupçonneux. Il a souvent alors d'excellentes raisons de l'être. N'est-il pas une proie toute préparée pour les aigrefins, qui voudraient tirer parti de son infériorité ?

Non seulement il ne traitera jamais d'affaires que par écrit, mais il s'imposera comme règle de conduite, et imposera le plus possible à ses collaborateurs, quels qu'ils soient, l'habitude de ne jamais traiter les questions de service autrement.... *Jamais un sourd sous ce rapport ne sera trop prudent.* Car, s'il lui reste encore un peu d'audition, trop souvent il se méprendra sur le sens de conversations qu'il aura très imparfaitement entendues ou cru entendre. Le fait, dans les circonstances ordinaires de la vie courante, peut n'avoir qu'une importance absolument secondaire. Combien il en est autrement lorsque des intérêts sérieux, matériels ou autres, sont en jeu !

De là pour le sourd une source de déboires, de froissements, d'ennuis, qui influeront sur son caractère déjà trop enclin à la mélancolie et à la tristesse, quand ils n'auront pas, pour lui, des conséquences infiniment plus graves.

Résumons : si le sourd peut et doit conserver le plus

de relations possibles avec ses semblables, il fera bien (surtout devenu sourd sur le tard) de travailler seul, de ne rechercher ni associations, ni collaborations, ni contacts, qui ne lui seraient pas absolument indispensables. Il fera bien d'éviter tout ce qui pourrait plus ou moins le lier avec des personnes non connues de lui de longue date, et qui elles-mêmes ne le connaissent pas à fond.

Il ne s'en trouvera que mieux.

5° L'assistance aux sourds.

Il y aurait beaucoup à faire pour les sourds, beaucoup pour un milliardaire qui voudrait attacher son nom à une belle œuvre, terrasser l'hydre qu'est partout la surdité, apporter à ses victimes l'aide et l'assistance auxquelles elles ont droit, et qui leur font encore trop défaut, surtout dans l'enfance. La surdité trouvera-t-elle un jour son Carnegie ? Tout en le souhaitant, n'y comptons pas trop.

Contentons-nous d'inviter les sourds à se sentir mieux les coudes, à s'unir eux aussi, à se grouper (1). Car l'isolé dans la vie ne compte guère pour le voisin, surtout s'il est un vaincu de la « grande bataille » ; et le « Cher ami » tombé compte moins encore pour beaucoup, du jour où ils croient ne plus pouvoir utiliser éventuellement ses services !

S'ils savent, au contraire, se grouper comme les autres pour donner plus d'autorité à leur voix, peut-être les sourds finiront-ils par se faire entendre, dussent-ils pour cela crier comme « ceux qu'ils sont » !

Alors peut-être s'apercevra-t-on qu'eux aussi sont le nombre, avec lequel il faudrait pourtant compter (Gélineau).

Un pays n'a pas le droit de gaspiller ses forces vives, et le sourd, comme force créatrice ou productrice, est trop souvent, dans la société, une unité amoindrie.

(1) *L'Œuvre des Sourds-parlants* leur en facilitera les moyens (Voir à l'Appendice).

Cet amoindrissement, l'État possède tout ce qu'il faut pour en combattre les causes, en permettant à l'enfant sourd de recevoir, *partout*, une instruction suffisante, en rapport avec ses aptitudes, son intelligence et ses besoins futurs, et au sourd adulte de pouvoir bénéficier, *partout* également, des méthodes spéciales de langage qui lui permettront de rester en relations avec ses semblables. Donc ici l'État peut beaucoup ; mais l'initiative privée, la philanthropie bien entendue peuvent faire davantage !

Assistance mutuelle. — En attendant, répétons une fois de plus aux sourds ce que nous disions plus haut :

Comptez surtout sur vous ; le moins possible sur autrui ; cela vous évitera des désillusions ! Le public n'a peut-être en général aucune antipathie pour les sourds, c'est plus qu'à croire ; mais si vous êtes, par ailleurs, fixé sur le degré de sympathie que vous lui inspirez, pensez qu'il n'y a là plutôt qu'une simple indifférence, un *oubli*. Unissez-vous donc, si vous voulez qu'on s'aperçoive que vous êtes encore de ce monde, ne restez pas étrangers les uns aux autres, vous avez tant de mutuels services à vous rendre !... Sourds d'une même localité, apprenez à vous connaître ; que ceux d'entre vous qui auront eu la bonne fortune d'aller apprendre auprès des maîtres la *méthode labiale* se fassent les instructeurs de leurs compagnons moins favorisés.

Si jamais enseignement mutuel aura bien mérité d'être encouragé, n'est-ce pas celui de la lecture sur les lèvres, appelée à rendre d'aussi incalculables services, à ceux qui auront voulu l'étudier ? N'en serez-vous pas d'ailleurs les premiers bénéficiaires ? Le jour où le public, d'autre part, s'apercevra, dans son égoïsme, qu'il n'est pas plus difficile de s'exprimer avec vous qu'avec un « entendant » cessera, croyez-le bien, de vous tenir à l'écart, prouvant .e fois de plus combien la parole du fabuliste est éternellement vraie : « *Aide-toi, le ciel t'aidera !* »

APPENDICE

L'Œuvre des Sourds-parlants.

1

L'OEuvre des Sourds-parlants de France est un centre d'informations créé dans un but uniquement charitable et philanthropique, en vue d'établir entre compagnons d'infortune de l'un et de l'autre sexe une solidarité comme celle qui doit exister entre membres d'une même famille.

2

Elle s'adresse exclusivement aux sourds ayant antérieurement entendu; elle se propose de donner à « d'éternels isolés » les moyens de se connaître les uns les autres, de se grouper en vue de poursuivre mutuellement l'amélioration de leur situation matérielle et morale, de leur infirmité si possible, et d'assurer, à l'occasion, la défense de leurs intérêts communs.

3

A cet effet, il a été créé, au siège de l'OEuvre, un centre d'informations à l'usage des sourds-parlants de toutes conditions, lequel communique, sur simple demande : 1° les adresses des sourds d'une ville, d'une région, ayant manifesté le désir d'être mis en relations les uns avec les autres; 2° celle des personnes qui voudraient leur être utiles; 3° tout renseignement sérieux parvenu à sa connaissance : situations offertes ou demandées par des sourds-parlants ou à des sourds-parlants, conseils généraux et avis sur les moyens possibles d'atténuer une surdité, d'en retarder les progrès, de la corriger; adresses, indications, méthodes, procédés, publications intéressant les sourds, etc.

4

L'OEuvre ne donne aucune consultation médicale, ne propose ni ne vend quoi que ce soit. Elle se borne à renseigner et à éclairer de son mieux; elle adresse les sourds aux personnes qui lui semblent les mieux qualifiées, suivant leur cas particulier, pour leur venir en aide. A partir de ce moment, elle décline toute responsabilité, ne jouant ici qu'un rôle d'intermédiaire.

5

L'OEuvre des Sourds-parlants répand, propage, vulgarise, par tous les moyens en son pouvoir, la *méthode de la lecture sur les lèvres*, dont l'enseignement constitue le meilleur service à rendre au sourd et à son entourage. Elle lutte, de tout son pouvoir également, contre la surdité, par la vulgarisation des premières notions d'otologie, et l'extension de l'assistance médicale otologique, principalement à la campagne.

6

Toute communication de l'Œuvre est gratuite.

Prière toutefois de joindre aux lettres affranchies un timbre pour la réponse, et d'adresser toute la correspondance au *Siège de l'Œuvre*, au Dr Max-Albert Legrand, directeur-fondateur, 2, rue des Volontaires, Paris (15e).

En résumé, l'Œuvre des S.-P. est une véritable Agence, grâce à laquelle chacun peut :

1° Entrer en relations avec des sourds, ou des personnes s'intéressant aux sourds, correspondantes de l'Œuvre;

2° Se renseigner sur tout ce qui touche à la surdité, les moyens de la prévenir et de la combattre;

3° Connaître les adresses des cliniques d'otologie, des docteurs en médecine spécialistes de Paris, de la province et de l'étranger (grandes villes), celles des marchands d'appareils, etc.;

4° Se documenter sur la valeur réelle, ou prétendue, des appareils, traitements, remèdes, etc., proposés journellement aux sourds par des établissements ou des particuliers, au moyen d'annonces de presse;

5° Posséder toutes les indications désirables sur l'étude de la lecture sur *les lèvres*, enseignement que l'Œuvre s'efforce de donner elle-même, ou de faire donner à tous les malentendants qui en font la demande, aux meilleures conditions qu'il soit possible (1).

(1) Lire à ce sujet la série d'articles que nous avons publiés ou fait publier depuis deux ans dans la *Revue d'otologie* du Dr Mouro (19 juillet 1908); dans la *Revue scientifique* (17 octobre 1908); dans la *Science pour tous* (octobre 1908); dans la *Petite Gironde* (Bordeaux, 10 août 1908); dans le *Petit Marseillais* (« Nos Oreilles », du Dr Toulouse, 3 février 1909); dans le *Courrier médical* (27 février 1909); enfin le mémoire qui a paru sous notre signature dans les *Archives internationales de laryngologie, d'otologie et de rhinologie* du D^r Cl. Chauveau, sous le titre : « Pourquoi et comment les personnes peu sourdes doivent apprendre à lire sur les lèvres » (années 1909 et 1910), à la librairie Maloine, place de l'École-de-Médecine, Paris (6e).

INDEX-LEXIQUE

(Les chiffres indiquent la page où le mot est défini ou employé pour la première fois.)

Acoumètre, 51. Du grec *akouô*, j'entends, et *metron*, mesure. Appareil qui sert à comparer les intensités sonores de deux sons.

Adénoïde, 34. Du grec *adên*, glande, et *eidos*, aspect.

Amygdales, 33. Du grec *amugdalê*, amande.

Anesthésie, 61. Du grec *a* privatif, et *aisthêsis*, sensibilité. Privation partielle ou complète de la sensibilité, générale ou au toucher.

Ankylose, 28. Du grec *agkulos*, courbé. Abolition partielle ou complète des mouvements articulaires.

Antiseptique, 30. Substance détruisant les microbes.

Ataxie locomotrice, 28. Du grec *a* privatif, et *taxis*, ordre. — Maladie chronique de la moelle épinière.

Audigène, 65. Qui engendre l'audition.

Audiphone, 66.

Auriste, 8. Du latin *auricula*, oreille.

Autophonie, 41. Du grec *autos*, même, et *phonê*, voix.

Bouchons de cérumen, 23.

Caisse du tympan, 11.

Canaux demi-circulaires, 12.

Catarrhe, 37. Du grec *kata*, en bas, et *rhéô*, je coule ; — naso-pharyngien.

Cathétérisme, 50. Du grec *kathienai*, plonger. Synonyme de *sondage*.

Cérumen, 22.

Conduit auditif, 10.

Coqueluche, 29.

Cornets acoustiques, 64.
  — du nez, 11.

Corps étrangers, 24.

Coryza aigu, 21.
  — chronique 37.
  — puant, 37 (V. ozène).

Dentaphone, 66.

Diapason, 71. Lame d'acier recourbée en son milieu où elle est portée par une tige droite. Les branches écartées vibrent avec rapidité et produisent un son.

Électrothérapie, 60.

Eczéma, 23. Du grec *ekzô*, bouillonner. Gourme, maladie de la peau.

Étrier, 13.

Fenêtre ronde, 13.
  — ovale, 11.

Fibres de Corti, 13.

Froid, 20.

Galvanocaustique, 60. Application de courants électriques aux opérations chirurgicales à l'aide du galvanocautère.

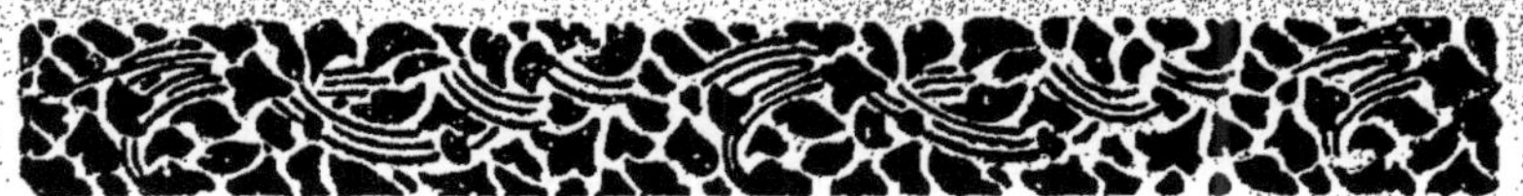

TABLE DES MATIÈRES

TROISIÈME SECTION

Comment on évite la surdité.

QUATRIÈME SECTION

Que faire contre la surdité confirmée ?

Paris. — Imp. LAROUSSE, 17, rue Montparnasse.

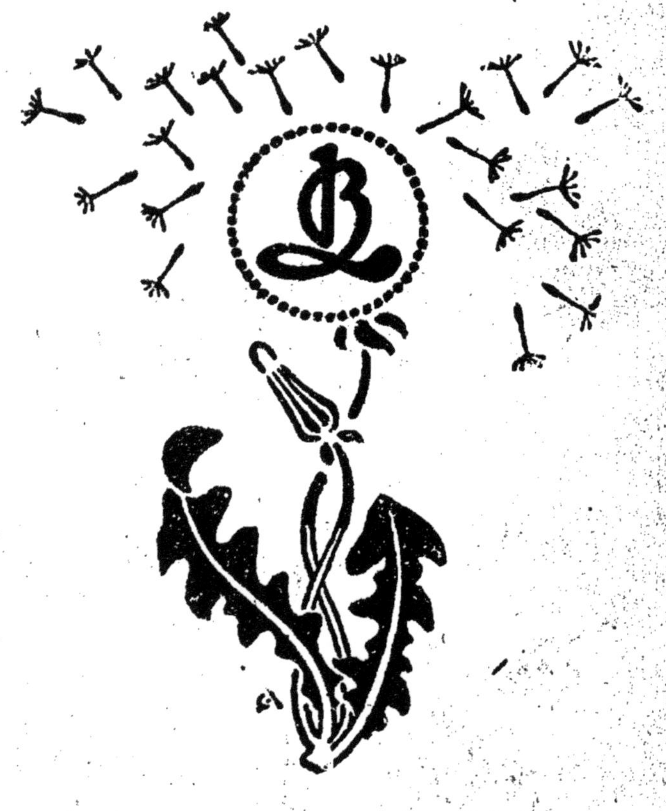

www.ingramcontent.com/pod-product-compliance
Ingram Content Group UK Ltd.
Pitfield, Milton Keynes, MK11 3LW, UK
UKHW022037170726
13837UKWH00002B/658